NO MORE PLASTIC

COMMENT LE PLASTIQUE RUINE NOTRE SANTÉ

Retrouvez toutes nos nouveautés et actualités sur www.laplage.fr
Écrivez-nous :

- Pour toute demande ou réclamation : info@laplage.fr
- Pour envoyer vos manuscrits : edition@laplage.fr

58, rue Jean Bleuzen – 92178 Vanves cedex
Dépôt légal : septembre 2024
NUART : 2265315/2
ISBN : 9782017210689

Direction éditoriale : Céline Le Lamer
Conception graphique : Carla Dalvy et No More Plastic Foundation
Suivi éditorial : Mélanie Jean
Préparation de copie : Emmanuelle Fernandez et Elilocom
Mise en pages : Nord Compo
Relecture : Nord Compo
Fabrication : Amélie Moncarré
Responsable marketing et communication : Charlotte Couture (ccouture@laplage.fr)
Responsable partenariats : Dana Lichiardopol (dlichiardopol@hachette-livre.fr)

Imprimé en France sur du papier certifié sans chlore issu de forêts gérées durablement, avec des encres végétales sur les presses de Normandie Roto, un imprimeur reconnu pour ses pratiques respectueuses de l'environnement.

PAPIER À BASE DE FIBRES CERTIFIÉES

hachette s'engage pour l'environnement en réduisant l'empreinte carbone de ses livres. Celle de cet exemplaire est de :
0,45 kg éq. CO_2
Rendez-vous sur www.hachette-durable.fr

IMPRIM'VERT
Votre imprimeur agit pour l'environnement

ROSALIE MANN

NO MORE PLASTIC

COMMENT LE PLASTIQUE RUINE NOTRE SANTÉ

éditions la plage

À PROPOS DE NO MORE PLASTIC FOUNDATION

No More Plastic Foundation est une association à but non lucratif fonctionnant en mode start-up, fondée par Rosalie Mann.
L'association a pour mission d'agir pour prévenir la pollution plastique et microplastique, **un enjeu crucial de santé publique**. L'objectif est de sensibiliser les pouvoirs publics et les consommateurs aux effets néfastes de la surconsommation et de la surproduction de plastique. L'association œuvre pour la mise en place de mesures visant à éradiquer la pollution plastique et à promouvoir des solutions alternatives durables.

Depuis sa création, l'association a activement participé à la sensibilisation sur les effets délétères des micro et nanoplastiques (MNP) sur la santé.

Deux points importants sont particulièrement mis en avant :
1. **Vulnérabilité des femmes** : Les femmes sont plus vulnérables à la pollution plastique.
2. **Mythe du recyclage** : Le recyclage du plastique n'est pas une solution, il contribue au problème dans son ensemble.

L'association soutient l'élaboration de solutions innovantes pour interrompre le cycle de production et de dispersion des MNP dans l'environnement et dans notre organisme, en vue de construire un monde meilleur pour demain, exempt de pollution plastique.

Pour en savoir plus : www.nomoreplastic.co

Programme dédié aux enfants : www.nomoreplastickids.com

Pour le livre : www.mannrosalie.com

NO MORE PLASTIC®

À tous ceux qui souhaitent en savoir plus pour pouvoir mieux agir.

Aux deux hommes qui me rendent la vie plus belle :
à mon fils, Alexandre, qui me pousse constamment à aller plus loin,
à mon amour, Hamilton, qui partage avec moi toutes les folles aventures de notre vie et me donne tous les jours la force d'oser.

“Le plastique recyclé nous fait perdre un temps précieux, il donne l’illusion que nous sommes sur la bonne voie.”

Rosalie Mann

SOMMAIRE

À propos de No More Plastic Foundation 4
Préface de l'auteur 15

1. Le plastique, c'est fantastique... et toxique 21
Une brève histoire du plastique 24
Ces plastiques qui sauvent des vies 28
Culture populaire et plastique 30
Le plastique et l'espace 30
Le plastique et l'art 32
Du fantastique au toxique 34
Un ennemi invisible 35
Le plastique dans l'air 37
L'urgence climato-plastique 44
Le jeu du transfert de responsabilité 47
Le plastique contribue au réchauffement climatique.... 49

2. Le plastique, une question de santé publique 55
Une exposition généralisée et inévitable au plastique 59
Qui sème le microplastique, récolte la tempête 59
Le plastique a envahi nos assiettes 75
L'effet papillon du PET 86
L'impact du plastique sur la santé humaine 93

Les effets du plastique sur notre corps 95
Les maladies liées au plastique 111
Comment réduire les risques liés à l'exposition au plastique ? 122
Une crise sanitaire mondiale 125

3. Les femmes en première ligne 128
Le plastique, un vecteur d'émancipation pour les femmes 128
La révolution dans les cuisines 128
Tupperware® *: une "plastic success story"* 130
De nouvelles matières devenues objets de désir 131
La Bakélite, le nylon... des matériaux devenus incontournables 132
Le polypropylène (PP) 134
Les femmes sont plus exposées à la pollution plastique 135
Les causes biologiques 135
La pression sociale 136
L'hygiène féminine 137
Les inégalités sociales 140
Santé des femmes et plastique, un duo fatal 142
Problèmes de thyroïde 143
L'endométriose 143
Grossesse : des microplastiques détectés dans le placenta 147
Beauté et soins : une source sans fin de pollution microplastique 149

4. Les liaisons dangereuses de la mode et du plastique 153
La mode et la pollution plastique : un état des lieux 154

Des habitudes de consommateurs à transformer 162
Le paradoxe de la mode durable 163
Le voile du *greenwashing* dans la mode "responsable".... 165
La mode doit se montrer exemplaire 167

5. L'hérésie du 100 % plastique recyclé, un non-sens sanitaire 172
Le recyclage, en quoi cela consiste ? 173
Le recyclage du plastique, des avis contrastés 174
Une empreinte indélébile 176
Les limites du recyclage 181
Des idées de recyclage : quand le ridicule ne tue pas, ou un peu tout de même 184
Les coulisses du recyclage 187
La nécessité d'une approche holistique 188
Basculement vers le jetable, un tournant 189
Recyclage et tri, même combat ? 190
Vers une nouvelle utilisation du plastique 191
La gestion des déchets plastiques 195

6. Les solutions, entre *greenwashing*, et de réels challenges techniques 196
Le PLA... et ses fourberies 196
Le PLA présent sur le marché, un usurpateur d'identité 197
Les polymères biodégradables 198
Le PPWR : une prise de conscience européenne 200
Le PPWR, quèsaco ? 200
La consigne : bientôt de retour en France 200
L'affaire Coca-Cola® 202
L'économie circulaire du plastique : une pandémie 206
L'économie circulaire, qu'est-ce que c'est ? 207

L'économie circulaire : rien de nouveau, tout à recréer 207
L'économie circulaire, pour le plastique, cela fonctionne ? 208
L'univers des enfants : des enjeux très forts..... 210
Le plastique dans les jouets 210
Les controverses entourant les jouets en plastique 211
Les initiatives positives et les solutions 212
L'héritage plastique de l'industrie du jouet 218
Audace et génie humain : la solution est en marche 220
L'IA : une aide précieuse dans la lutte contre la pollution plastique ? 220
PlastIQ : l'IA au front contre la pollution plastique 224
New York City se mobilise contre la pollution de PVA 225
Les nanosatellites en Méditerranée : utopie ou réalité imminente ? 228
Jelter™, les bouées intelligentes pour filtrer les microplastiques 228
Un filtre à microplastiques efficace 229
Tom Ford Plastic Innovation Prize 2023 230

7. L'ascension de l'éco-anxiété et de l'inaction 233
Une société en souffrance 233
Éco-anxiété et peur : même combat ? 236
L'éco-anxiété comme moteur 238
La pureté militante 242

Conclusion 249
Remerciements 254

PRÉFACE DE L'AUTEUR

Depuis près de sept ans maintenant, je tire la sonnette d'alarme sur l'impact des microplastiques sur la santé, et en particulier sur la santé des femmes et des enfants. Au début, je me sentais bien seule dans cette mission. Aujourd'hui, je suis heureuse de voir que cette question est de plus en plus prise au sérieux et relayée par de nombreuses organisations et par la presse généraliste. Cependant, il reste encore la question cruciale du recyclage du plastique, un sujet à propos duquel je demeure l'une des rares à dénoncer le mythe persistant.

Le recyclage du plastique est souvent vanté comme une panacée écologique, mais cette vision est trompeuse. En réalité, le recyclage ne fait que prolonger le cycle de vie des plastiques, dispersant davantage de microplastiques dans l'environnement et dans nos organismes. De plus, l'idée d'une économie circulaire du plastique, bien qu'attrayante en théorie, se heurte à des limites pratiques et techniques qui en font une solution largement insuffisante et surtout contre-productive.

En tant que pionnière dans cette mission, je vous livre ici une plongée au cœur de l'impact du plastique sur notre monde, après plus de cinq années de recherches et de réflexions basées sur un corpus d'études et de données, dont vous retrouverez les sources tout du long. L'objectif de ce livre est d'exposer les faits établis concernant la pollution invisible du plastique à laquelle nous sommes tous exposés.

J'y explore les origines de cette molécule désormais omniprésente dans nos vies, la science de sa dégradation et la chaîne d'événements qui a transformé un symbole de progrès en une menace silencieuse pour notre bien-être. Au fil de ces années, j'ai aussi pu me rendre compte que de nombreuses solutions existent et que certaines sont des pistes particulièrement prometteuses pour qu'un monde sans pollution plastique ne soit pas une simple utopie.

Je ne prétends pas détenir la vérité. D'ailleurs, jusqu'à présent, personne ne la détient entièrement. Nous avons encore beaucoup à apprendre, à découvrir, sur les conséquences dévastatrices de cette pollution sur notre santé, l'environnement et l'économie.
Toutefois, nous sommes de plus en plus nombreux à prendre conscience que nous sommes en train de passer un nouveau cap, que les conséquences de certains de nos actes deviennent irréversibles. Ainsi, nous sommes de plus en plus nombreux à nous engager dans ce combat contre la pollution plastique et à tenter de changer le monde pour le mieux.

Cependant, au milieu de ce tumulte et de ce brouhaha d'informations contradictoires sur le plastique, le plus grand défi consiste à rendre cet engagement durable et le changement pour une vie sans pollution plastique désirable, car sans cela nous ne pourrons jamais mobiliser suffisamment pour influer positivement sur le cours des choses, de façon systémique. Vivre sans plastique ne signifie pas revenir à l'âge de pierre, malgré les tentatives de certains pour nous effrayer avec cette idée.
Le temps est précieux. Nous devons tous agir rapidement pour ne pas continuer d'aggraver une situation malheureusement déjà catastrophique.

On qualifie trop souvent "d'alarmistes", "d'éco-anxieux" ou encore de "militants" ceux qui s'engagent sur les sujets inhérents à l'écologie. C'est devenu un moyen de caricaturer, voire de discréditer ou d'invalider la nécessité de la conscience environnementale, la portée de points de vue pourtant parfois utiles et même de dévaluer certaines actions parce qu'elles dérangent un certain ordre établi.

L'écologie n'est ni un parti politique, ni une religion, ni une communauté d'individus excentriques ou d'illuminés. L'écologie, c'est la vie. Et la vie est indissociable de la santé. La pollution plastique est l'un des plus grands fléaux de notre siècle, et donc l'un de nos plus grands défis. Elle a un impact significatif aujourd'hui sur notre santé et influe sur le vivant dans son ensemble.

Personne n'est épargné, où que nous nous trouvions sur cette planète.

Certains arguent qu'il devient inévitable que nous entrions dans une nouvelle ère, celle de la décroissance, qui consiste à réduire la production et la consommation afin de minimiser notre empreinte écologique. Il est temps de cesser d'opposer écologie et économie et de rechercher les synergies qui permettent et continueront de permettre de développer la vie humaine sur Terre, sans compromettre l'essentiel de ce qu'elles apportent à cette dernière. Si nous voulons vraiment agir pour l'écologie, donc pour la vie – notamment à l'aune du changement climatique –, nous devons agir sur l'empreinte plastique de l'humanité.

À ceux qui pensent qu'une vie humaine sans pollution plastique est impossible, je veux dire que les solutions qui nous permettront d'éradiquer la pollution plastique de notre société, tout en développant une économie durable et vertueuse pour l'environnement, sont possibles. Tout est encore possible. Il nous faut simplement les découvrir, les développer et enfin les faire adopter, s'agissant de celles qui existent déjà.

Le débat critique et méthodique, fondé sur la validation des hypothèses et des preuves, est essentiel au processus scientifique. Ce livre lance un défi et encourage à la discussion autour de l'idéologie du recyclage du plastique, un débat devenu incontournable aujourd'hui. Éradiquer la pollution plastique est un défi de société. Pour le relever, toutes les intelligences, à tous les niveaux, doivent être mobilisées.

Cela demande du courage. C'est en abordant la problématique que pose cette pollution dans sa dimension systémique, en remettant en question toutes les formes établies de *statu quo* et en imaginant des solutions novatrices dont seule l'intelligence collective et pluridisciplinaire a le secret, que nous en viendrons à bout.

"Tout problème humain demande à être considéré à partir du temps. L'idéal étant que toujours le présent serve à construire l'avenir."

Frantz Fanon, Peau noire, masques blancs.

1.

LE PLASTIQUE, C'EST FANTASTIQUE… ET TOXIQUE

C'est une phrase qui a tout déclenché. Il était près de vingt heures. Je m'en souviens comme si c'était hier. Puis est venue la prise de conscience, celle que j'aurais dû avoir bien plus tôt.

Il y a des événements dans la vie qui semblent dessiner tout le reste. Aucune rencontre, aucune expérience ne vient du hasard, même celles que l'on qualifie de "mauvaises". Toutes nous permettent de nous façonner, de nous changer, de mieux nous comprendre, d'apprendre sur soi et de tomber le masque sur la nature humaine. Cette nature humaine qui souvent nous déçoit, mais qui sait aussi nous surprendre.
C'est là, la force de l'humain, savoir changer, évoluer, se remettre en question, apprendre de ses erreurs. Même lorsque cela vient tardivement. Quand on prend la mesure de l'importance de certaines expériences, on comprend mieux pourquoi elles nous sont arrivées. D'une expérience douloureuse, j'en suis venue à en faire une mission de vie : **informer le monde sur l'impact réel de la pollution invisible liée au plastique.**

C'était il y a environ huit ans. À l'époque, ma vie était une course effrénée, comme celle de nombreuses femmes. Un tourbillon de la vie, entre ma position de dirigeante d'entreprise, d'épouse et de mère investie. J'avoue qu'à cette époque, je n'accordais pas beaucoup d'importance aux questions d'écologie, tout cela était bien loin de moi, même si des signes se multipliaient, pointant du doigt une réalité qui m'échappait alors. Le destin nous réserve parfois des épreuves impitoyables pour éclairer notre chemin.
Je suis ce que l'on qualifie de vraie "Parisienne". Je suis née à Paris et j'y ai vécu la plus grande partie de ma vie. J'ai toujours adoré cette ville, c'est pourquoi je ne l'ai jamais vraiment quittée. Mais vivre à Paris, c'est vivre au sein d'une métropole tentaculaire avec tous ses revers (et ils sont de plus en plus nombreux), notamment payer un tribut exorbitant à la pollution.

Depuis sa venue au monde dans la Ville Lumière, notre fils souffrait d'asthme chronique, et au fil des années ses problèmes respiratoires se sont aggravés. Lorsqu'il est tombé très malade, alors âgé de 7 ans, j'ai dû réorganiser ma vie, repenser mes priorités et surtout me libérer du temps pour être à ses côtés. Des heures à l'hôpital, des heures interminables, le cœur serré, saisi par l'incertitude, par la peur lancinante de ne jamais voir la fin de ce cauchemar.
Un soir aux urgences, un médecin m'a dit cette phrase que je n'oublierai jamais : "C'est normal, c'est la pollution." Ces simples mots ont été comme un électrochoc. Un coup de fouet brutal qui m'a ramenée à la réalité de notre monde : comment en étions-nous arrivés au point où la pollution devient la norme, qu'il nous faille la tolérer et vivre avec ?
Je n'avais jamais soupçonné auparavant à quel point nos activités quotidiennes pouvaient avoir un impact sur la santé de nos enfants et sur la nôtre. J'ai compris alors, avec regret, que j'avais ignoré jusque-là les signaux d'alarme qui m'avaient pourtant été envoyés. Notamment ma rencontre avec mon amie Alexandra Cousteau, qui avait tenté de m'alerter sur les conséquences à venir, il y a des années de cela, lorsque nous étions encore de très jeunes femmes. Son père, Philippe Cousteau, avait écrit de très nombreux rapports

sur le sujet qui prédisaient les problèmes de pollution auxquels nous faisons face aujourd'hui, mais je n'aurais jamais imaginé être de la génération qui les verrait… et les endurerait.

Face à cette situation qui touchait personnellement notre famille, l'immobilisme n'était plus une option. Le déni encore moins. J'ai donc décidé de comprendre comment nous en étions arrivés à ce stade. Je me suis informée auprès d'experts, de spécialistes et de scientifiques pour mieux appréhender la situation, et j'ai constaté l'impensable : les effets nocifs des microplastiques et nanoplastiques (MNP) sur la santé et l'environnement, ainsi que l'une de leurs formes les plus insidieuses, la contamination de l'air.
C'est dans ce contexte que j'ai décidé d'agir en créant No More Plastic, avec pour objectif de vulgariser les études scientifiques et d'informer le plus grand nombre sur l'existence de ces envahisseurs, les microplastiques, et sur leurs impacts en matière de santé pour la population actuelle, mais aussi pour les générations futures. Je ne supportais plus de voir des enfants souffrir ou vivre avec une maladie que nous aurions pu éviter si nous n'étions pas dans l'inaction ou dans le déni.
Nous devons tous prendre conscience que nos choix, nos comportements quotidiens ont un impact sur notre santé et sur celle de nos enfants, qu'il est temps de prendre des mesures courageuses pour protéger ce que la planète nous offre de plus beau : la vie.

Le monde évolue aujourd'hui dans le chaos.
C'est de notre responsabilité, en tant qu'individus, de répondre aux cris d'alerte que la nature nous lance pour faire éclore un monde nouveau.
Mais comment écrire l'histoire de ce nouveau monde ? L'être humain a toujours aimé les histoires. Laissez-moi vous en conter une, dans laquelle nous sommes tous impliqués, malgré nous.

UNE BRÈVE HISTOIRE DU PLASTIQUE

En 1855, Alexander Parkes, un inventeur anglais, s'est initialement consacré à la production de caoutchouc naturel. Cependant, sa curiosité le pousse à explorer d'autres matériaux pouvant émuler les propriétés du caoutchouc. En expérimentant avec le nitrate de cellulose, il donne naissance à une substance révolutionnaire pouvant adopter divers états. Cette matière, selon les besoins, peut se montrer aussi dure que l'ivoire, opaque, flexible, imperméable, et même colorée. Elle se prête également au travail manuel, semblable aux métaux, et se laisse mouler par compression. C'est lors de l'Exposition internationale de Londres en 1862 qu'il dévoile au monde cette innovation, baptisée Parkésine, précurseur du Celluloïd et, par extension, du monde des plastiques modernes.

Vers 1869, c'est John Wesley Hyatt, un inventeur américain qui développe le Celluloïd. Sa motivation ? Un prix à gagner. En effet, à cette époque, l'ivoire utilisé comme matière première à la fabrication des boules de billard – jeu très en vogue aux États-Unis comme en Europe au milieu du XIXe siècle – commence à faire défaut, et la société Phelan and Collander, fabriquant de billards, promet 10 000 dollars à qui parviendrait à développer un matériau pouvant remplacer le matériau naturel issu de défenses d'éléphants. John Wesley Hyatt relève le défi.

En 1907, l'un des premiers plastiques totalement synthétiques est créé par Leo Baekeland, un chimiste belgo-américain : la Bakélite. Cette matière est utilisée dans de nombreux produits, de la radio aux téléphones, en passant par les poignées de porte. Baekeland appelle d'ailleurs son invention le "matériau aux mille usages".

Ces inventions ont jeté les bases de l'ère du plastique moderne.

Depuis lors, de nombreux autres plastiques, tels que le polyéthylène, le PVC, le polystyrène et le nylon, ont été inventés et sont devenus omniprésents dans notre société. Léger, durable et malléable, le plastique a bouleversé notre quotidien, au point que plusieurs de ses inventeurs ont été couronnés par des prix Nobel. Né d'un désir profond de plaire, de nous rendre la vie meilleure, le plastique promet alors de nous faire gagner à la fois du temps et du bien-être. Mais derrière cette façade d'innocuité se cachait un ennemi silencieux au venin puissant, qui s'est depuis infiltré partout, des profondeurs abyssales des océans aux sommets des montagnes, dans notre sang, notre cerveau, nos autres organes... Et rien n'échappe à sa toxicité.

Le tournant majeur pour le plastique, en termes d'impact environnemental et sanitaire, se situe en 1950, lorsque le sac en plastique fait sa première apparition. C'est aussi le moment où l'essor de cette industrie nouvelle face à la consommation de masse pousse les inventeurs à diversifier la matière plastique en l'améliorant, notamment grâce à l'ajout d'additifs chimiques, tels que des plastifiants, des ignifugeants ou des colorants, destinés à les rendre plus flexibles, plus durables, ou à leur conférer des propriétés spécifiques comme la résistance au feu.

Cependant ces additifs sont toxiques, donc nocifs pour l'environnement et la santé. Ces additifs, tels que les phtalates (plastifiants) et les composés ignifuges bromés, migrent hors du plastique et sont ingérés ou absorbés par des organismes vivants. Certains de ces produits chimiques sont reconnus comme perturbateurs endocriniens. Mais à l'époque, nous ne nous préoccupions pas encore de cet impact sur la santé et l'environnement.

Depuis, la consommation mondiale de plastiques a explosé. Des études montrent qu'environ 8,3 milliards de tonnes[1] de plastique ont été produites depuis. Une quantité sidérante, sachant qu'un sac plastique, par exemple, a une durée d'utilisation moyenne de 15 minutes et peut mettre jusqu'à 1 000 ans à se dégrader. Ne nous méprenons pas, se dégrader ne signifie pas disparaître, car un plastique ne disparaît jamais vraiment. Sa durée de vie est quasi éternelle, il se décompose en micro- ou nanoparticules, qui restent des siècles et des siècles dans l'environnement.

"Depuis la création de Baekeland, de nombreux nouveaux plastiques ont été créés et développés, en offrant une gamme extrêmement vaste de propriétés attractives, que vous retrouvez dans toutes les maisons, les bureaux, les usines et les véhicules. Nous ne pouvons pas prédire

---

1. Roland Geyer et al. Production, use, and fate of all plastics ever made. *Science Advances*, July 2017 DOI: 10.1126/sciadv.1700782

ce qui apparaîtra dans les magasins au cours des cent prochaines années, mais nous sommes confiants dans la vérité de notre prédiction lorsque nous affirmons que, pour **les plastiques,** ***the sky's the limit !***"[1] Voici les propos tenus par les dirigeants de Plastics Europe, et ils ont bien raison, puisqu'on les a laissés faire.

"The sky's the limit" (le ciel est la limite), était le leitmotiv ouvertement affiché, pendant très longtemps, sur le site de Plastics Europe.

Nous avons introduit le plastique partout[2], jusque dans nos produits les plus intimes et la bouche de nos enfants. Aujourd'hui, on en trouve dans l'eau, dans l'air, dans la terre, dans notre corps et même dans le placenta et les fœtus. Une réalité qui était inimaginable en 1977, année de ma naissance. Cette transformation des modes de vie, que la matière plastique a révolutionnée, **se paie de plus en plus cher**, notamment pour les écosystèmes et pour l'être humain, puisqu'il met en danger la vie.

Une anecdote intrigante est celle d'Heather Rogers, auteure de *Gone Tomorrow*[3]. Elle raconte comment, dans les années 1950, une campagne promotionnelle a offert des sacs en plastique aux femmes au marché. Ces sacs, légers et résistants, étaient présentés comme une alternative moderne aux sacs en papier ou en tissu. Ce qui était alors considéré comme une avancée est maintenant devenu un fléau.

1. https://plasticseurope.org/fr/about-plastics/what-are-plastics/history
2. Vincent Collen, "De plus en plus décriée, la production de plastique ne cesse de croître", *Les Échos*, 19 juin 2018, [en ligne : www.lesechos.fr/2018/06/de-plus-en-plus-decriee-la-production-de-plastique-ne-cesse-de-croitre-996983].
3. Heather Rogers, *Gone Tomorrow: The Hidden Life of Garbage*, *The New Press*, 2005.

L'APOGÉE DU PLASTIQUE

Le plastique a indéniablement révolutionné notre monde, que ce soit dans l'emballage et le stockage de nos aliments pour prolonger leur durée de conservation, dans l'industrie de la mode, dans les secteurs des transports, de l'exploration sous-marine et spatiale, ainsi que dans son rôle dans l'industrie de la santé en réduisant la propagation des maladies infectieuses ou encore dans l'industrie du bâtiment.

Le plastique est une merveille, une prouesse technologique et scientifique indestructible, et c'est bien là tout son problème. Le plastique est éternel, pratiquement indestructible. Tout produit plastique jamais fabriqué est encore parmi nous, à moins d'avoir été incinéré, et même dans ce cas, les résidus de cette matière persistent dans l'atmosphère. En 1955, de telles considérations ne faisaient pas partie des préoccupations, sans quoi nous aurions tempéré notre engouement. En effet, le plastique s'avère dangereux. Nous n'aurions jamais dû l'introduire dans tant d'industries. Nous n'en serions pas là si nous l'avions consommé avec modération.

On ne peut pas vraiment en vouloir à quiconque vu que soixante-dix ans plus tard, de nombreuses personnes ignorent toujours que le plastique, un matériau omniprésent dans notre quotidien, a des conséquences dangereuses, non seulement sur la faune, mais aussi sur le climat et la santé humaine, et par conséquent sur notre économie.

Les impacts environnementaux, économiques et sociaux de la pollution par les micro- et nanoplastiques (MNP), exacerbés par les produits chimiques, devraient susciter une préoccupation mondiale urgente et significative.

Avec une industrie qui pèse près de 1 000 milliards de dollars[1] par an, soit 5 % du commerce mondial des marchandises, l'ascension du plastique semble ne connaître aucune limite. Il paraît aujourd'hui impossible d'arrêter la machine.

CES PLASTIQUES QUI SAUVENT DES VIES

Les matières plastiques se sont transformées en des collaborateurs essentiels du domaine médical grâce à leurs caractéristiques techniques, offrant soi-disant "une garantie optimale en termes de sécurité, d'hygiène et de compatibilité avec le corps humain". Leur omniprésence dans le matériel médical est évidente lors de toute visite chez le médecin ou à l'hôpital.
Les plastiques présentent de nombreux avantages pour la médecine. Leur facilité de nettoyage et de stérilisation, associée à leurs propriétés intrinsèques créant une barrière naturelle contre les fluides, les gaz et les polluants, expliquent pourquoi ils sont largement utilisés dans les installations médicales. Les revêtements de sol en plastique recommandés pour les établissements recevant des malades, dotés de propriétés antibactériennes, sont désormais recommandés aussi pour les établissements accueillant des patients, tout comme les fibres polymères utilisées dans la confection des vêtements chirurgicaux.
Les plastiques sont également utilisés comme prothèses orthopédiques facilitant ainsi la guérison des fractures. Le traditionnel "plâtre" utilisé autrefois peut maintenant être imprimé en 3D. Cette méthode offre de nombreux avantages, tels qu'une personnalisation précise pour chaque patient, un design ajouré permettant à la peau de respirer et une étanchéité qui élimine le besoin de le protéger lors des douches.

Les progrès dans les matières plastiques ouvrent la voie à des innovations médicales significatives. Le développement des matériaux

1. Étude de la Conférence des Nations Unies sur le commerce et le développement CNUCED, "Global trade in plastics: insights from the first life-cycle trade database" – UNCTAD Research Paper No.53 (UNCTAD/SER.RP/2020/12) 4 Fev 2021 – https://unctad.org/publication/global-trade-plastics-insights-first-life-cycle-trade-database

plastiques évolue de concert avec les avancées médicales, conduisant à la création de nouveaux dispositifs tels que les seringues, les ampoules, les cathéters et même des pièces de rechange pour le corps humain, permettant de restaurer la pleine fonctionnalité des cœurs, des articulations, des reins, des yeux, des dents, etc. Un exemple concret est l'utilisation de matières plastiques pour fabriquer des prothèses auditives plus petites, plus légères et plus discrètes.

Actuellement, les recherches sur les nanopolymères ouvrent de nouvelles perspectives, permettant d'acheminer des principes actifs directement aux cellules endommagées. Ces avancées ont également conduit à la conception de microspirales appelées stents, destinées à lutter contre les maladies coronariennes en acheminant des médicaments directement à la source du problème. Le futur de la médecine se dessine avec le plastique[1], ce qui devrait susciter des inquiétudes en raison de la toxicité de ce matériau sur notre santé.

L'industrie du plastique utilise souvent l'argument selon lequel le plastique est largement utilisé dans la médecine pour prétendre qu'il ne nuit pas à notre santé. Il s'agit du sophisme de l'*argumentum ad populum*.
Le fait que les professionnels de la santé utilisent des équipements en plastique tels que des masques, des blouses et des gants ne constitue pas une preuve scientifique de l'absence d'effets néfastes.

En réalité, cela peut refléter notre manque de connaissance sur les conséquences nuisibles du plastique sur la santé, étant donné que les études sur les microplastiques sont relativement récentes, en partie grâce aux avancées dans les techniques scientifiques qui permettent aux chercheurs d'explorer comment les micro- et nanoplastiques contribuent de manière significative au problème de la pollution plastique.

1. "Plastiques et santé", Plastics Europe ; "Ces plastiques qui nous sauvent la vie", *Plastics Le Mag*, mars 2012.

D'autant qu'une étude publiée en juin 2021[1], portant sur des césariennes, a révélé que les microparticules pourraient également entrer dans l'organisme à l'occasion d'interventions chirurgicales.

CULTURE POPULAIRE ET PLASTIQUE

Le plastique et l'espace

"Le plastique, c'est fantastique !" Cette phrase célèbre reflète bien l'engouement pour cette découverte. Certains pensent que cette citation nous provient d'une chanson du groupe français Elmer Food Beat, datant de la fin des années 1980. En réalité, elle était déjà utilisée bien avant outre-Atlantique. Son origine exacte est quelque peu nébuleuse, comme émergée organiquement de l'air du temps. Cette expression incarnait l'enthousiasme de l'après-guerre pour la myriade de possibilités offertes par le plastique.

En effet, après la Seconde Guerre mondiale, la production et la consommation de plastique ont explosé. L'adaptabilité du plastique était largement reconnue, en particulier pour ses capacités de moulage, sa durabilité et sa rentabilité. Cette période a vu une gamme d'articles en plastique inonder le marché, notamment des jouets, des ustensiles de cuisine, des meubles et des disques vinyles.

Au milieu du XXe siècle, le plastique n'était pas synonyme de "bon marché" ou de "faible qualité", comme cela peut être le cas aujourd'hui. **Le plastique était le symbole du futur, considéré comme moderne, insigne de l'ère spatiale et des avancées futures.**

Entre les années 1960 et 1970, le plastique est tellement à la mode qu'il va entrer dans l'histoire de la conquête spatiale. Nous sommes le 21 juillet 1969, Neil Armstrong plante un drapeau américain en nylon (donc en plastique) sur le sol lunaire. Par cet acte, le plastique entre dans l'Histoire.

Pour la postérité, l'astronaute lâche ces quelques mots soigneusement préparés : "That's one small step for man, one giant leap for

1. Braun T, Ehrlich L, Henrich W, Koeppel S, Lomako I, Schwabl P, Liebmann B. Detection of Microplastic in Human Placenta and Meconium in a Clinical Setting. Pharmaceutics. 2021 Jun 22;13(7):921. doi: 10.3390/pharmaceutics13070921. PMID: 34206212; PMCID: PMC8308544. https://pubmed.ncbi.nlm.nih.gov/34206212

mankind" (en français : "C'est un petit pas pour l'homme, mais un bond de géant pour l'humanité"). Puis il prend son appareil photo et immortalise l'instant en prenant un cliché... Dans son cadre, une autre trace du passage de l'homme sur la Lune : un sac-poubelle en plastique, le premier d'une longue série laissée depuis par d'autres astronautes lors de missions sur l'astre.

Entre 1969 et 1972, six drapeaux américains en matière synthétique ont été plantés dans le sol lunaire par les astronautes des missions Apollo. Plus d'un demi-siècle plus tard, des images prises par le *Lunar Reconnaissance Orbiter* de la NASA montrent que ces drapeaux sont toujours debout, à l'exception de celui de la mission Apollo 11, dont il ne reste plus rien, démontrant par la même occasion l'indestructibilité du plastique même dans des conditions extrêmes.
Ces drapeaux en nylon sont maintenant fortement dégradés, décolorés et fragilisés par les conditions extrêmes de l'environnement lunaire. La Lune n'ayant pas d'atmosphère pour protéger les matériaux, ceux-ci ont été exposés à un intense rayonnement solaire, à des températures extrêmes et aux micrométéorites, accélérant la dégradation des matériaux comme le nylon.[1]
En raison de cette dégradation, il est probable que des microplastiques provenant de ces drapeaux se soient volatilisés sur la Lune et ses alentours.

L'association écologiste Robin des Bois l'explique très bien dans un rapport paru en 2011[2] : "'L'océan d'en haut', comme l'appelait Victor Hugo, est victime d'une pollution industrielle d'un genre nouveau, foudroyant, proliférant et durable, du même type, en plus irrécupérable, que la pollution de l'océan d'en bas, par les déchets de plastique, de polystyrène et d'hydrocarbures."

1. https://www.nasa.gov/history/alsj/ApolloFlags-Condition.html
2. Robin des Bois, "Les déchets dans l'espace", rapport de juin 2011, [en ligne : http://robindesbois.org/wp-content/uploads/2015/03/Les-dechets-dans-l-espace-robindesbois.pdf].

Si la plupart des déchets dans l'espace ont été consumés lors de leur descente dans l'atmosphère, certains gravitent encore autour de la Terre.

Les microplastiques se retrouvent désormais partout sur la planète, dans les fleuves[1], sur les plus hauts glaciers[2], comme au plus profond de l'océan, dans les failles marines[3].
Ils sont aussi présents dans l'espace. Difficile d'avoir des chiffres précis sur le nombre de ces particules de plastique qui errent au-dessus de nos têtes...
La NASA, à elle seule, suivrait dans les 23 000 objets (en métal et plastique) de plus de 2 cm, mais ce n'est que la partie émergée de l'iceberg. En 2017, lors de sa septième conférence sur le sujet, l'agence spatiale européenne (ESA) évaluait à 8 000 tonnes le poids total des engins spatiaux en orbite autour de la Terre, dont... 6 300 tonnes de satellites hors service et de morceaux plus ou moins gros ! Selon certaines estimations, il y aurait **environ 750 000 morceaux de plus d'1 cm et 166 millions de plus d'1 mm**.

Le plastique et l'art

Bien que "le plastique, c'est fantastique" n'ait jamais été un slogan publicitaire officiel utilisé par les grandes entreprises ou les consortiums de plastique, sa simplicité de rime le rend mémorable et reflète le sentiment de l'époque. La poupée Barbie en est un parfait exemple. Fabriquée en plastique et présentée le 9 mars 1959 comme la femme moderne sous forme miniature, Barbie™ pourrait être considérée comme l'icône de cette philosophie.

Lorsque l'on pense à la culture pop du XXe siècle, deux phénomènes sautent immédiatement à l'esprit : l'explosion de la production et de

1. https://fondationtaraocean.org/expedition/tara-microplastiques/
2. Roberto Sergio Azzoni, Roberto Ambrosini, *et al.*, "First evidence of microplastic contamination in the supraglacial debris of an Alpine glacier", Geophysical Research Abstracts, 2019, vol. 21, [en ligne : https://www.nomoreplastic.co/_files/ugd/804b2a_b2aad464806c478f952c3ce9ed0b2783.pdf].
3. Jamieson A. J., Brooks L. S. R., *et al.*, "Microplastics and synthetic particles ingested by deep-sea amphipods in six of the deepest marine ecosystems on Earth", *R. Soc. Open Sci.*, 2019, vol. 6, n° 2, [en ligne: http://doi.org/10.1098/rsos.180667].

l'utilisation du plastique, et l'ascension d'Andy Warhol, le roi incontesté du pop art. De prime abord, ces deux événements pourraient sembler indépendants ; ils sont en réalité le reflet de l'ère industrielle et de la consommation de masse.
"Le plastique, c'est fantastique !" était un slogan qui aurait très bien pu émaner de la bouche d'Andy Warhol lui-même. Andy Warhol n'était-il pas cet homme qui aurait voulu être plastique ?

> *"I love Los Angeles. I love Hollywood. They're beautiful. Everybody's plastic, but I love plastic. I want to be plastic."*
> Andy Warhol.

À une époque où le plastique représentait le progrès, l'avenir et une promesse d'infinies possibilités, Warhol avait la capacité de capter l'esprit du temps, d'embrasser la culture de la consommation et de la transformer en art.
Prenons l'œuvre *Silver Clouds* de Warhol, une installation composée de ballons métallisés flottants. Ces ballons, remplis d'hélium et d'air, ont été créés en collaboration avec l'ingénieur Billy Klüver et sont en réalité faits de film plastique. Ils incarnent parfaitement la fusion de l'art et du plastique, s'élevant légèrement dans l'air, tout en réfléchissant la lumière et l'espace qui les entoure.
Cette installation pourrait s'appliquer parfaitement à la façon dont notre société a longtemps perçu le plastique : un objet du quotidien, omniprésent, flottant tout autour de nous, nous offrant du beau, miroir de nos illusions, et ayant un impact profond sur notre culture, notre environnement et notre manière de vivre. Dans leur essence, Andy Warhol et le plastique capturent tous deux l'élan, les espoirs, les contradictions et les défis de cette époque.
Alors que le plastique continue de poser des défis environnementaux majeurs à notre époque, l'œuvre de Warhol reste, quant à elle, intemporelle, rappelant à chaque génération le pouvoir de la culture pop et la manière dont les objets du quotidien peuvent être transformés en art.

L'ART COMME CRITIQUE DU PLASTIQUE

L'art, par bien des manières, a le pouvoir unique de susciter, de provoquer des questionnements abyssaux sur notre civilisation. Je me souviens encore de cette œuvre de l'artiste suisse Pamela Rosenkranz, intitulée *Firm Being (Drop Up)*, que j'ai découverte lors de la FIAC 2019 à Paris. J'ai été profondément interpellée par cette œuvre, incarnée par une bouteille PET evian® qui, par sa simple présence, nous évoque avec une poignante lucidité l'âme de notre époque et de notre culture basée sur le plastique, où tout est éphémère et promptement jetable. Présentée dans un cube de verre, cette bouteille se dresse telle une relique nous confrontant, avec une gravité insondable, à l'insatiable appétit consumériste de notre ère. C'est ce type d'artefact que les générations futures contempleront dans les musées, cherchant à déchiffrer les énigmes et paradoxes de notre époque. Car oui, le plastique n'est plus fantastique et pourtant, nous l'utilisons encore avec frénésie.

DU FANTASTIQUE AU TOXIQUE

Au fil du temps, l'expression "le plastique, c'est fantastique" est passée du cliché pour exprimer l'enthousiasme démesuré envers le plastique à une remarque teintée aujourd'hui d'ironie ou de critique, au vu des ravages sanitaires et écologiques engendrés par ce matériau. Certains parlent même de "plasticophobie", l'art de médire le plastique. C'est un peu comme si le plastique était avec le temps devenu toxique. En fait, il l'a toujours été, mais on a préféré l'ignorer. Au fil des améliorations apportées à ses propriétés, il a été rendu encore plus nocif.

Sa toxicité est multiple. Physiquement, il étouffe notre environnement. Chimiquement, les plastiques libèrent des toxines, qui sont responsables de problèmes de santé tels que le cancer, l'infertilité et les anomalies congénitales, entre autres.

> Lorsque j'entends la chanson "Toxic" de Britney Spears, j'ai l'étrange sensation qu'elle pourrait évoquer la véritable nature du plastique :
> *With a taste of a poison paradise*
> *I'm addicted to you*
> *Don't you know that you're toxic?*[1]

Longtemps, nous avons pensé que l'une des conséquences les plus désastreuses de cette pollution était la pollution marine. Mais ce n'est pas seulement la faune marine qui souffre. L'être humain ingère également ce plastique. L'héritage toxique de ce dernier est une bombe à retardement pour notre santé.

Les effets négatifs sur la santé humaine restent un sujet de controverse, même si un consensus croissant émerge selon lequel les plastiques et leurs additifs ne sont pas les compagnons inoffensifs que nous pensions autrefois. Ce sujet est d'autant plus fascinant qu'il met en évidence l'un des dilemmes de notre civilisation moderne : créer des produits pathogènes, souvent en réponse à des besoins à court terme, dans le seul but de gagner toujours plus.

Un ennemi invisible

Selon un rapport du WWF (*World Wildlife Fund*, Fonds Mondial pour la Nature) datant du 11 juin 2019[2], qui compile les données de 50 études, il apparaît que chaque être humain ingère environ 2 000 microfragments et particules de plastique chaque semaine, ce qui équivaut au poids d'une carte de crédit. Les principales sources de cette exposition ne sont pas seulement celles qui apparaissent les plus évidentes, comme l'eau en bouteille, les poissons et les fruits de mer contaminés par la pollution plastique. En réalité, il existe d'autres voies d'exposition aux micro- et nanoplastiques qui peuvent être tout aussi importantes, voire davantage. Ces particules de plastique se retrouvent

1. Avec un goût de paradis empoisonné / Je suis accro de toi / Ne sais-tu pas que tu es toxique ?
2. "No Plastic In Nature: Assessing Plastic Ingestion from Nature to People." http://awsassets.panda.org/downloads/plastic_ingestion_press_singles.pdf

en effet dans l'air que nous respirons, les vêtements que nous portons, les produits de beauté que nous nous appliquons, les aliments que nous consommons, et même dans notre environnement quotidien. Les microplastiques sont devenus omniprésents et nous exposent de multiples manières, ce qui rend la problématique de la pollution plastique encore plus complexe et urgente pour la santé publique. En 2018, les chercheurs de l'université Johns-Hopkins ont étudié l'impact de la consommation de fruits de mer contaminés par des microplastiques[1]. Ils ont alors découvert que l'accumulation de ces particules pouvait à terme endommager le système immunitaire et perturber, fragiliser l'équilibre intestinal.

Cette pollution invisible nous affecte tous. Selon l'*Atlas du plastique*[2], "vous aurez beau essayer d'éviter d'entrer en contact avec du plastique, vous y serez tout de même exposé. Le corps n'a aucun moyen de s'en protéger." Cette situation fait du plastique, autrefois considéré comme une innovation remarquable, un problème majeur, car il persiste dans l'environnement pendant des siècles, polluant les océans et mettant en danger la faune marine. La gravité de ses impacts environnementaux et sanitaires a été largement sous-estimée. L'affirmation "le plastique est toxique" n'est pas une simple déclaration, c'est un avertissement nous incitant à revoir notre relation avec ce matériau dangereux. Il est essentiel de prendre conscience de sa dangerosité, en particulier de celle des microplastiques, qui sont invisibles et persistent non seulement dans notre environnement, mais aussi dans nos corps sous forme de micro- et nanoplastiques (MNP).

Le rapport du WWF de 2019[3] aurait pu être un signal d'alarme pour nos gouvernements, mettant en évidence que les plastiques

---

1. Smith, M., Love, D.C., Rochman, C.M. et al. Microplastics in Seafood and the Implications for Human Health. Curr Envir Health Rpt **5**, 375–386 (2018). https://doi.org/10.1007/s40572-018-0206-z
2. Heinrich-Böll-Stiftung, Break Free From Plastic, & Fondation Surfrider Europe. (2020). *Atlas du plastique*. https://fr.boell.org/sites/default/files/2020-09/ATLAS%20DU%20PLASTIQUE%20VF%202020.pdf
3. "No Plastic In Nature: Assessing Plastic Ingestion from Nature to People." http://awsassets.panda.org/downloads/plastic_ingestion_press_singles.pdf

ne se limitent pas à la pollution de nos environnements aquatiques, mais qu'ils s'infiltrent, pénètrent également en chacun de nous. Cependant, il est décevant de constater qu'aucune campagne de sensibilisation n'a été mise en place depuis par les États pour faire face à cette menace majeure pour la santé publique. Il est essentiel que les autorités reconnaissent enfin la gravité de la situation et prennent des mesures proactives pour informer et protéger la population contre les risques associés à l'ingestion des micro- et nanoplastiques (MNP).

Au lieu de cela, nous avons vu émerger des critiques du rapport, contestant le poids exact des microplastiques ingérés par l'humain et déclarant que les conclusions étaient délibérément exagérées par l'association WWF pour créer le buzz en utilisant la valeur la plus élevée de sa recherche.

Bien que les scientifiques ne comprennent pas encore pleinement l'étendue des impacts sanitaires des micro- et nanoplastiques, la cause est indéniablement claire : la production et l'utilisation de plastique.

Nous sommes exposés de manière systématique, quotidienne et directe aux plastiques. Il est donc fort probable que nous ingérons bien plus de micro- et nanoplastiques que ce qui a été estimé, car nous y sommes exposés par trois voies différentes : l'ingestion, l'inhalation et la pénétration transcutanée (*via* l'épiderme).[1]

Le plastique dans l'air

La pollution plastique est incontestablement une forme de pollution de l'air.

---

1. Johnny Gasperi, *et al.*, "Microplastics in Air: Are We Breathing It In?", *Current Opinion in Environmental Science & Health*, Micro- and Nanoplastics Edited by Dr Teresa A.P. Rocha-Santos, 2018, vol. 1, p. 3, en ligne : [https://doi.org/10.1016/j.coesh.2017.10.002] ; Joanne M. Donkers, *et al.*, "Advanced Epithelial Lung and Gut Barrier Models Demonstrate Passage of Microplastic Particles", *Microplastics and Nanoplastics*, 2022, vol. 2, n° 1, p. 2, en ligne : [https://doi.org/10.1186/s43591-021-00024-w] ; et Christian Ebere Enyoh, *et al.*, "Airborne Microplastics: A Review Study on Method for Analysis, Occurrence, Movement and Risks", *Environmental Monitoring and Assessment*, 2019, vol. 191, n° 11, en ligne : [https://doi.org/10.1007/s10661-019-7842-0].

L'étude canadienne du 5 juin 2019[1] nous révèle qu'une personne lambda ingère et respire une moyenne de 100 000 particules de plastique par an, avec un surplus de quelque 90 000 particules si elle consomme uniquement de l'eau en bouteille en plastique. Les chercheurs canadiens à l'origine de l'étude avertissent que la quantité réelle de microplastiques ingérée et inhalée par l'homme est probablement bien plus élevée. Leur analyse n'a pris en compte qu'une partie des aliments et de l'eau contaminés par les plastiques que nous consommons. Cette mise en garde souligne l'importance de mieux comprendre l'ampleur de l'exposition humaine aux microplastiques et de prendre des mesures pour la réduire.

Encore trop souvent perçue principalement comme une menace pour les océans, la pollution plastique a révélé au cours de la dernière décennie une tout autre réalité : la destination finale des micro- et nanoplastiques n'est pas l'océan mais l'atmosphère.[2] Transportées par l'air, ces minuscules particules se dispersent à travers le globe et peuvent parcourir des milliers de kilomètres en quelques jours ou semaines, créant une "boucle sans fin" de transport plastique.[3] Cette capacité de transport à longue distance signifie que les micro- et nanoplastiques peuvent impacter des régions et des populations éloignées des sources initiales de pollution plastique, faisant de ces particules "l'un des polluants les plus omniprésents libérés par les activités humaines" et une menace sérieuse pour la santé publique.[4]

---

1. Kieran D. Cox, Garth A. Covernton, Hailey L. Davies, John F. Dower, Francis Juanes, and Sarah E. Dudas, "Human Consumption of Microplastics", *Environmental Science & Technology*, 2019, vol. 53, n° 12, pp. 7068-7074, [en ligne : DOI: 10.1021/acs.est.9b01517].
2. Allen, D., Allen, S., Abbasi, S. *et al.* Microplastics and nanoplastics in the marine-atmosphere environment. *Nat Rev Earth Environ* **3**, 393–405 (2022). https://doi.org/10.1038/s43017-022-00292-x
3. *Micro(nano)plastics sources, fate, and effects : What we know after ten years of research.* https://doi.org/10.1016/j.hazadv.2022.100057
4. Wang, Y., Huang, J., Zhu, F. *et al.* Airborne Microplastics: A Review on the Occurrence, Migration and Risks to Humans. *Bull Environ Contam Toxicol* **107**, 657–664 (2021). https://doi.org/10.1007/s00128-021-03180-0

Les microplastiques sont devenus inévitables dans notre environnement.

À l'instar du changement climatique et des substances chimiques dangereuses, la plupart des plastiques demeurent invisibles à l'œil nu.[1] Ces particules passent inaperçues lorsqu'elles pénètrent les voies respiratoires et atteignent les profondeurs des poumons. Les recherches ont montré que l'inhalation est une voie majeure d'absorption des MNP chez l'être humain. Les taux d'exposition – la concentration de MNP dans l'air autour d'un individu – peuvent atteindre 5 700 particules par m^3.
La concentration de microplastiques à l'intérieur de nos habitations est en moyenne 60 fois plus élevée qu'à l'extérieur. D'après une enquête sur les microplastiques menée par *Good Morning Britain* et l'université de Portsmouth, la plus grande quantité de microplastiques est souvent dans la chambre des enfants, en raison des moquettes, du linge de lit ou de rideaux en matières synthétiques et des nombreux jouets ou peluches contenant du plastique. Les mesures ont indiqué que chaque membre de la famille respire entre 2 000 et 7 000 microplastiques par jour.[2]
Une fois dans les poumons, des preuves montrent que les MNP peuvent être transférés de la surface épithéliale pulmonaire aux tissus pulmonaires, puis potentiellement aux organes internes, au système vasculaire, et au-delà.[3]
Leah Bendell, écotoxicologue à l'université Simon Fraser au Canada, décrit les microplastiques comme ayant une “personnalité multiple”.[4] Certains renferment des produits chimiques toxiques, tandis que

---

1. Jacky Bhagat, Norihiro Nishimura, and Yasuhito Shimada, “Toxicological Interactions of Microplastics/Nanoplastics and Environmental Contaminants: Current Knowledge and Future Perspectives,” *Journal of Hazardous Materials* 405 (March 5, 2021) : 4, https://doi.org/10.1016/j.jhazmat.2020.123913.
2. https://www.port.ac.uk/news-events-and-blogs/news/world-first-good-morning-britain-and-university-of-portsmouth-microplastics-investigation
3. Facciolà A, Visalli G, Pruiti Ciarello M, Di Pietro A. Newly Emerging Airborne Pollutants: Current Knowledge of Health Impact of Micro and Nanoplastics. *International Journal of Environmental Research and Public Health.* 2021; 18(6):2997. https://doi.org/10.3390/ijerph18062997
4. Extrait interview National Geographic “You eat thousands of bits of plastic every year” by Sarah Gibbens, June 5, 2019. https://www.nationalgeographic.com/environment/article/you-eat-thousands-of-bits-of-plastic-every-year

d'autres deviennent des vecteurs redoutables pour les parasites, les bactéries et les agents pathogènes.
Tel un "cheval de Troie", les microplastiques sont capables de dissimuler et de transporter des substances nocives à l'intérieur des animaux ou des humains qui les inhalent, les absorbent ou les ingèrent.
Par conséquent, savoir ce qui se trouve à l'intérieur du plastique est aussi important que connaître ce qui se trouve à sa surface.
Bien que la recherche ne soit qu'à ses débuts, des études démontrent les divers effets indésirables dus à l'inhalation de micro- et nanoparticules de plastique.
Ces effets vont de l'irritation à l'apparition de cancers en cas d'exposition chronique[1], incluant :

- des réactions immédiates semblables à l'asthme ;
- des réactions inflammatoires, comme la bronchite chronique ;
- des troubles pulmonaires tels que l'alvéolite allergique extrinsèque et la pneumonie chronique ;
- le développement de maladies pulmonaires, entraînant des toux, des difficultés respiratoires et une réduction de la capacité pulmonaire, comme emphysème pulmonaire, une maladie se caractérisant par la destruction des alvéoles pulmonaires, les petites poches d'air situées au bout des voies respiratoires dans les poumons ;
- le stress oxydatif et la formation d'espèces réactives de l'oxygène (ROS), entraînant des dommages cellulaires par leurs effets cytotoxiques ;
- des maladies auto-immunes.

> L'exposition aux microplastiques atmosphériques n'est pas un phénomène isolé. Par cette pollution, tous les êtres vivants sont quotidiennement exposés à de multiples polluants et produits chimiques dangereux présents dans le plastique.

1. Pauly J. L., *et al.*, "Inhaled Cellulosic and Plastic Fibers Found in Human Lung Tissue", *Cancer Epidemiology and Prevention Biomarkers*, 1998, vol. 7, n° 5, p. 425, en ligne : [https://cebp.aacrjournals.org/content/7/5/419].

Sans mesures adéquates, le volume des émissions de microplastiques dans l'atmosphère suivra *de facto* l'augmentation prévue de la production de plastique ou de plastique recyclé, augmentant ainsi le risque de propagation de produits chimiques toxiques contenus dans ces plastiques.[1]

Les microplastiques ont récemment suscité l'intérêt des chercheurs en raison de leur possible lien avec les phénomènes météorologiques tels que les ouragans.

Une étude[2], parue dans la revue *Communications Earth & Environment* le 28 novembre 2023, évoque un possible lien entre certains phénomènes météorologiques, notamment les ouragans, et la présence de microplastiques dans l'atmosphère.
Les chercheurs de l'université Dalhousie à Halifax (Canada) se sont penchés sur l'ouragan Larry, qui s'est formé à la fin de l'été 2021 au sud des îles du Cap-Vert en Afrique. Ce cyclone a ensuite traversé l'océan Atlantique, frôlant les Bermudes dans les Caraïbes avant de passer près de Terre-Neuve au Canada, sans heureusement causer de victimes.
Selon les scientifiques canadiens, l'ouragan aurait accumulé une certaine quantité de microplastiques pendant son trajet, notamment lorsqu'il a traversé le grand vortex de déchets de l'Atlantique Nord. Les auteurs de l'étude ont effectué plusieurs prélèvements d'air à différents moments de la semaine où l'ouragan a provoqué des pluies torrentielles près de Terre-Neuve. Les chercheurs espéraient ainsi obtenir une comparaison de la teneur habituelle en microplastiques dans l'air. Selon les résultats, cinq fois plus de particules sont tombées sur Terre-Neuve par rapport aux échantillons prélevés deux jours avant et deux jours après le passage de l'ouragan.
L'étude remet en question une croyance bien établie selon laquelle les microparticules de plastique finissent leur cycle de vie dans les

1. Breathing Plastic: The Health Impacts of Invisible Plastics in the Air – CIEL https://www.ciel.org/breathing-plastic-the-health-impacts-of-invisible-plastics-in-the-air/
2. Ryan, A.C., Allen, D., Allen, S. *et al.* Transport and deposition of ocean-sourced microplastic particles by a North Atlantic hurricane. *Commun Earth Environ* **4**, 442 (2023). https://doi.org/10.1038/s43247-023-01115-7

océans, se décomposant progressivement ou étant ingérées par la faune marine. Les résultats de l'étude suggèrent que les océans ne sont pas nécessairement la destination finale de ces microplastiques, qui peuvent continuer à voyager sur de longues distances, et notamment dans l'air.

Les microplastiques pourraient avoir une influence sur le climat mondial.[1]

Le contenu en microparticules de plastique dans l'air a considérablement augmenté ces dernières décennies. Bien que les conséquences sanitaires de cette évolution restent incertaines, des chercheurs ont démontré que le climat mondial réagit déjà à leur présence.

En interagissant avec le rayonnement solaire incident et le rayonnement infrarouge émis par la Terre vers l'espace, ces particules modifient le bilan radiatif du système climatique. Les scientifiques ont constaté que, pour l'instant, l'effet est faible, avec une légère prédominance de l'effet de réflexion du rayonnement solaire. Ainsi, les microplastiques en suspension dans l'air ont un effet refroidissant, bien que léger pour le moment.
L'importante augmentation prévue de la concentration de microplastiques dans l'atmosphère au cours des prochaines décennies laisse toutefois présager une augmentation de leur influence sur le bilan radiatif.

Une étude du 15 novembre 2023[2] avance que les microplastiques pourraient également avoir un impact sur la météo, notamment en influençant la formation des nuages.
Cette étude démontre que les nuages bas et denses contiennent une concentration plus élevée de microplastiques. L'exposition à la lumière ultraviolette et à l'eau des nuages rend ces particules plus rugueuses, ce qui augmente leur capacité à accumuler des substances

---

1. Revell, L.E., Kuma, P., Le Ru, E.C. et al. Direct radiative effects of airborne microplastics. *Nature* 598, 462–467 (2021). https://doi.org/10.1038/s41586-021-03864-x
2. Environ. Sci. Technol. Lett. 2024, 11, 1, 16–22 https://doi.org/10.1021/acs.estlett.3c00729 Published November 15, 2023

comme le mercure, le plomb et l'oxygène. Cette rugosité accrue pourrait influencer la formation des nuages, impactant ainsi potentiellement le climat. En conséquence, les microplastiques pourraient avoir un effet plus large sur notre environnement en intervenant également dans les processus météorologiques.

DES MICROPLASTIQUES ENVAHISSEURS

Les microplastiques sont des polluants océaniques qui n'ont pas encore été suffisamment documentés pour cartographier l'état climatologique ou la variabilité à travers les océans du monde, malgré des observations remontant aux années 1970. Les microplastiques sont omniprésents dans l'atmosphère et les sols terrestres ; ils se retrouvent donc dans les fruits et les légumes que nous consommons.

Leur dispersion est mondiale : des traces ont été découvertes dans la glace de mer de l'Antarctique, dans les organismes marins des océans abyssaux, ainsi que dans l'eau potable à l'échelle planétaire. Sur les plages reculées et inhabitées, tout comme dans les échantillons d'eau de mer, on retrouve des traces de pollution plastique. Une étude datant de septembre 2021[1] a estimé qu'il existe environ 24,4 billions de fragments de microplastiques dans les zones océaniques supérieures à travers le monde. À noter toutefois que les chercheurs de cette étude ont exclu les fibres synthétiques de cette estimation. Ainsi, l'abondance des microplastiques dans l'océan est probablement beaucoup plus grande que ce qui est estimé.

1. Isobe, A., Azuma, T., Cordova, M.R. et al. A multilevel dataset of microplastic abundance in the world's upper ocean and the Laurentian Great Lakes. *Micropl.&Nanopl.* **1**, 16 (2021). https://doi.org/10.1186/s43591-021-00013-z

L'urgence climato-plastique

"Les grands problèmes mondiaux, en particulier le changement climatique et les problèmes de santé, s'enveniment lorsque les États ne sont pas incités à poursuivre les efforts de collecte de données et appliquent plutôt un ensemble d'approches disparates."
Rapport Le monde en 2040 vu par la CIA

Outre les risques qu'ils posent pour les écosystèmes marins, terrestres et la santé humaine, les plastiques jouent un rôle non négligeable dans les émissions mondiales de gaz à effet de serre (GES), et pourtant les rapports du GIEC (Groupe d'experts intergouvernemental sur l'évolution du climat) ne mentionnent pas cette problématique.

Selon l'OCDE,[1] en 2019, les plastiques ont généré l'émission de 1,8 gigatonne (Gt) de GES, soit 3,4 % des émissions mondiales, dont 90 % étaient attribuables à la production et à la transformation des combustibles fossiles. À titre de comparaison, le secteur mondial de l'aviation a émis 0,92 $GtCO_2$ la même année.

Les prévisions indiquent que les émissions de GES liées au cycle de vie des plastiques devraient plus que doubler d'ici à 2060, atteignant 4,3 Gt.[2] Cette augmentation significative reflète les défis posés par notre dépendance continue aux plastiques et l'importance de mettre en place des solutions pour réduire leur impact sur le climat, notre économie et notre santé.

Au moment où j'écris ce livre, d'après les chiffres, les pratiques actuelles de production et de gestion des déchets de plastique contribuent à environ 4 % des émissions mondiales de gaz à effet de serre. **L'industrie du plastique est projetée comme l'une des sources de gaz à effet de serre industriels à la croissance**

1. ICCT Report,CO2 Emissions from commercial aviation 2023, 2018, and 2019, Brandon Graver, Ph.D., Dan Rutherford, Ph.D., and Sola Zheng,October 8, 2020.
2. Rapport OCDE, "Les rejets de plastique et les émissions de gaz à effet de serre sont en croissance"

la plus rapide, pouvant représenter jusqu'à 19 % des émissions mondiales d'ici à 2040 dans un scénario de *statu quo*.[1]

Les plastiques ont une empreinte carbone significative tout au long de leur cycle de vie.
Il convient de souligner que les évaluations actuelles des émissions de gaz à effet de serre liées au plastique ne couvrent pas l'ensemble de leurs émissions. Cela inclut notamment celles émanant de l'utilisation quotidienne des objets en plastique, ainsi que des infrastructures comme les routes, les piscines et les bâtiments qui en contiennent, sans oublier les émissions issues des microplastiques eux-mêmes, présents notamment dans l'atmosphère.[2]

> Les émissions de gaz à effet de serre résultant de la production, de l'utilisation, du recyclage et de la décomposition des plastiques sont totalement ignorées dans les politiques et discussions internationales relatives au changement climatique.

Un rapport du Lawrence Berkeley National Laboratory,[3] publié peu avant le sommet mondial sur la pollution plastique de 2024 à Ottawa, a dénoncé le manque de prise en compte de l'impact des plastiques sur le climat.
Selon ce rapport[4], les chiffres publiés par l'OCDE en 2019 sous-estimaient considérablement les émissions réelles dues aux plastiques. D'après leur modélisation très détaillée, la production mondiale de plastiques primaires aurait en réalité généré le double, soit environ 2,24 $GtCO_2e$ en 2019, représentant 5,3 % des émissions mondiales totales de GES.

1. Source : www.unep.org/resources/pollution-solution-global-assessment-marine-litter-and-plastic-pollution
2. Source : www.oecd.org/fr/environnement/plastiques/augmentation-des-rejets-de-plastique-et-emissions-de-gaz.htm#:~:text=In%202019%2C%20plastics%20generated%201.8,and%20conversion%20from%20fossil%20fuels
3. https://newscenter.lbl.gov/2023/03/22/new-un-report-limiting-global-warming-requires-deep-decarbonization/
4. Source : "Climate Impact of Primary Plastic Production", Lawrence Berkeley National Laboratory, 24 avril 2012.

DE L'EMPREINTE ÉCOLOGIQUE À L'EMPREINTE CARBONE

En 1992, William Rees, un écologiste canadien, a inventé le terme d'"empreinte écologique", conçu pour quantifier l'impact environnemental d'une entité, qu'il s'agisse d'une personne, d'une entreprise ou d'un pays. Ce concept a rapidement gagné en notoriété, permettant de mieux comprendre la manière dont les activités humaines pouvaient peser sur l'écosystème global de la Terre.

Mais, douze ans après cette avancée conceptuelle, une évolution sémantique majeure a fait son apparition. En 2004, British Petroleum (BP), l'un des géants pétroliers mondiaux, introduit une nouvelle terminologie : l'"empreinte carbone".
À travers une campagne de communication retentissante, BP a lancé le premier de ses calculateurs d'empreinte carbone, invitant le grand public à mesurer les conséquences de ses actions et choix quotidiens sur le climat. Du choix de son alimentation à la manière dont il chauffe son logement, tout a été passé au crible.

Ce virage stratégique de BP n'était pas fortuit. L'adoption du concept d'"empreinte carbone" a semblé rediriger la responsabilité du dérèglement climatique des industries vers les individus. En pointant du doigt les habitudes de consommation des particuliers, la responsabilité des grandes entreprises et organisations dans la crise climatique semble s'être diluée, du moins dans le discours. Une manière de détourner le regard des véritables coupables.

En 2019, la production mondiale de plastique représentait environ 12 % de la demande mondiale de pétrole et environ 8,5 % de la demande mondiale de gaz naturel. Malgré les efforts de décarbonation du système énergétique, l'augmentation prévue de la production de plastique perpétuera notre dépendance aux combustibles fossiles.

D'ailleurs, lors du sommet mondial sur la pollution plastique tenu à Ottawa en avril 2024, on a pu constater les agissements de certains pays producteurs de combustibles fossiles et de plastiques, tels que l'Arabie saoudite, l'Inde, le Koweït, le Qatar et les États-Unis, qui ont tenté de limiter la portée du traité en se concentrant uniquement sur la gestion des déchets.
Les discussions sur la réduction de l'extraction des matières premières et de la production de plastique ont été totalement omises lors de ces négociations, car influencées par la présence de 196 lobbyistes de l'industrie des combustibles fossiles et chimiques.
Il y a été convenu que les discussions au sommet n'aborderont pas la réduction de la production de plastique, mais se limiteront aux problématiques des substances chimiques préoccupantes dans les plastiques, de la conception des produits, du réemploi et de la recyclabilité.
C'est scandaleux, d'autant que la décarbonation ne peut être abordée uniquement sous l'angle énergétique.

LE JEU DU TRANSFERT DE RESPONSABILITÉ

La culpabilité environnementale est un outil de marketing efficace pour de nombreuses entreprises, mais BP n'est qu'une parmi d'autres à l'utiliser pour détourner l'attention de leurs propres pratiques. Des géants pétroliers comme ExxonMobil lui ont également emboîté le pas, comme le montre une étude[1] de 2021 menée par Naomi Oreskes et Geoffrey Supran, historiens des sciences à l'université Harvard.

Dans cette étude, qui couvrait une période allant de 1977 à 2014, les chercheurs ont scruté cent quatre-vingts documents d'ExxonMobil relatifs au changement climatique. Ce qu'ils ont trouvé est révélateur : la communication publique de l'entreprise a commencé à pivoter autour de l'an 2000. Des publicités, des "publireportages", ont davantage ciblé les consommateurs, mettant l'accent sur les comportements individuels tels que l'utilisation efficace de l'électricité ou

---

1. Supran & Oreskes, 2021, One Earth 4, 696–719 May 21, 2021 a 2021 The Author(s). Published by Elsevier Inc. https://doi.org/10.1016/j.oneear.2021.04.014

la réduction des émissions de carbone à domicile, publiés dans des médias tels que le *New York Times.*

Ce pivot stratégique n'est pas anodin. Il sert un objectif clair : en mettant l'accent sur les choix individuels, ExxonMobil et d'autres entreprises similaires peuvent déplacer la responsabilité du changement climatique de leurs opérations massives d'extraction et de combustion d'énergies fossiles vers les actions quotidiennes des consommateurs. En d'autres termes, elles suggèrent que le défi climatique est moins une conséquence de l'industrie pétrolière que des choix individuels.

Cette approche est également stratégique, car elle joue sur un sentiment d'*empowerment* du consommateur : “Vous pouvez faire la différence.” C'est peut-être vrai à une échelle micro, mais elle omet commodément le rôle macroscopique joué par ces géants de l'énergie.

Naomi Oreskes souligne cette tactique, notant que le discours de l'entreprise se concentre sur la demande, le besoin et l'utilisation, tout en insistant sur le terme “consommateurs”. C'est un détournement habile qui replace le fardeau sur ceux qui consomment le produit, plutôt que sur ceux qui le produisent, le vendent et profitent de sa combustion.

En fin de compte, le message sous-jacent est clair : c'est aux individus, et non aux grandes entreprises, de résoudre le problème climatique.

Selon le rapport du CDP (Carbon Disclosure Project)[1] de 2017, seulement 100 entreprises sont responsables de 71 % des émissions mondiales de gaz à effet de serre depuis 1988. Face à ces chiffres, il est clair que la solution ne réside pas uniquement dans la modification des comportements individuels, mais nécessite une réorientation majeure de l'industrie énergétique.

---

1. Carbon Disclosure Project. (2017). *Rapport du CDP 2017*.

Il est essentiel que les consommateurs restent informés et vigilants, et comprennent que, bien que leurs actions individuelles soient importantes, les efforts de sensibilisation et d'éducation ne doivent pas servir de rideau de fumée pour occulter la responsabilité fondamentale des géants de l'industrie qui ont la capacité, et la responsabilité, de faire des changements significatifs à une échelle beaucoup plus grande.

De même que l'industrie pétrolière a utilisé "l'empreinte carbone" pour orienter le blâme vers les individus, l'industrie du plastique a habilement orchestré une stratégie similaire en propulsant "le recyclage" au premier plan des solutions à la pollution plastique. Cette démarche a eu pour effet de recentrer le débat sur les habitudes des consommateurs, suggérant implicitement que si chacun faisait sa part en recyclant correctement, la pollution plastique serait largement atténuée.

Ce transfert de culpabilité, bien que subtil, est redoutablement efficace. Au lieu de se concentrer sur la production massive de plastiques par les industriels ou l'absence de solutions de remplacement viables, l'attention s'est dirigée vers le comportement du consommateur. "Si seulement les gens recyclaient davantage" devient le refrain courant, éclipsant les questions plus pressantes sur pourquoi autant de plastique est produit en premier lieu.

La responsabilité individuelle est sans aucun doute importante, mais ce transfert stratégique de la responsabilité détourne l'attention des pratiques industrielles. Cela crée une illusion où la solution à un problème global repose principalement sur les épaules des individus, plutôt que sur une refonte systémique des processus de production.

LE PLASTIQUE CONTRIBUE AU RÉCHAUFFEMENT CLIMATIQUE

Trop souvent, nous mettons en compartiments les crises environnementales qui assaillent notre planète, ce qui peut obscurcir les interconnexions vitales entre elles. En réalité, la pollution plastique et le réchauffement climatique ne sont pas des problèmes distincts, mais sont étroitement liés. Comprendre cette relation est essentiel pour élaborer des solutions efficaces.

La genèse du plastique commence dans les profondeurs de la Terre. Extraits sous forme de combustibles fossiles, ces matériaux subissent ensuite une transformation pour devenir le plastique que nous connaissons. Ainsi, chaque bouteille, sac ou emballage que nous utilisons est le fruit d'un processus qui émet une quantité énorme de gaz à effet de serre. The Center for International Environmental Law (CIEL) a fait le lien explicite entre notre dépendance au plastique et la crise climatique qui menace notre planète. **Le plastique est le carburant de la crise climatique.**[1]

Les projections sont alarmantes. Selon les données du Forum économique mondial, notre consommation annuelle de plastique (actuellement 8 % du pétrole mondial) pourrait grimper à 20 % d'ici à 2050. Cela signifie que non seulement nous exacerbons la crise des déchets plastiques, mais nous accélérons également le réchauffement climatique en augmentant notre dépendance aux combustibles fossiles.

La solution à cette double crise est claire : il faut réduire drastiquement notre utilisation du plastique. Chaque effort pour limiter notre consommation de plastique est également une étape vers une économie décarbonée. Au lieu de voir ces défis comme distincts, il est temps de reconnaître qu'en s'attaquant à l'un, nous combattons aussi l'autre.

En conclusion, face à la convergence de ces deux crises majeures, il est impératif de réagir de manière holistique, en reconnaissant les liens entre la production plastique et le changement climatique.

---

1. Sources : Ciel I Report, "Plastic & Climate: The Hidden Costs of a Plastic Planet" : www.ciel.org/plasticandclimate/ ; https://ieep.eu/wp-content/uploads/2022/11/Towards-greater-plastics-circularity_IEEP-2022.pdf ; Yale Climate Connections I, "How Plastics Contribute to Climate Change" ; Science Direct I Report, "The Fundamental Links between Climate Change and Marineplastic Pollution" ; Greenpeace I, "Plastic Worsens the Climate Crisis, from the Philippines to the United States".

D'après une étude[1] publiée aux États-Unis en août 2018, le plastique libère, lors de sa dégradation, des gaz à effet de serre, ce qui contribue directement au réchauffement climatique.

Les chercheurs ont fait des tests sur tous types de produits – bouteilles d'eau, sacs, emballages ou produits industriels – et sont arrivés à la conclusion que le polyéthylène "était l'émetteur le plus prolifique".

Le polyéthylène (ou PE) est l'un des plastiques les plus répandus dans le monde, notamment dans les bouteilles d'eau.

Les chercheurs n'ont pas encore déterminé la quantité de gaz à effet de serre ainsi libérée, "mais il est urgent de le faire", a souligné David Karl, l'auteur principal de cette étude, au regard des 8 milliards de tonnes de plastique répandues sur Terre et d'une production qui est prévue de doubler dans les deux prochaines décennies.

"Notre découverte apporte encore une fois la preuve qu'il faut arrêter la production de plastiques à la source", a affirmé une coauteure de l'étude, Sarah-Jeanne Royer, chercheuse à l'International Pacific Research Center de l'université d'Hawaï.

La réalité du plastique va bien au-delà de sa visibilité en tant que déchet environnemental. Au fur et à mesure que le plastique se décompose aussi bien lors de son usage que lors de sa dégradation en tant que déchet, il dégage des gaz à effet de serre, intensifiant ainsi le réchauffement climatique.

Dr Sarah-Jeanne Royer, spécialiste reconnue en océanographie, a attiré l'attention sur le fait que **tous les plastiques, lorsqu'ils sont exposés aux rayons UV, émettent des gaz tels que le méthane, amplifiant l'effet de serre**.

---

1. Royer S-J, Ferrón S, Wilson ST, Karl DM (2018) Production of methane and ethylene from plastic in the environment. PLoS ONE 13(8): e0200574. https://doi.org/10.1371/journal.pone.0200574

C'est le cas, par exemple, de nos lunettes de soleil en plastique, les bouées, les tenues de surf, ou encore nos maillots de bain lorsque nous nous exposons au soleil. Le plastique de ces produits libère au contact des UV des gaz, contribuant ainsi à l'effet de serre et accentuant le problème du changement climatique.

"Il est effrayant de se dire que tous les plastiques qui nous entourent émettent des gaz à effet de serre : nos voitures, nos piscines, tout cela participe au réchauffement climatique." Sarah-Jeanne Royer

Ce n'est pas seulement une simple relation de cause à effet. L'augmentation de la température planétaire accélère la décomposition du plastique, produisant encore plus de gaz à effet de serre. **C'est une boucle rétroactive qui, si elle n'est pas brisée, peut s'accélérer sans fin**, agissant comme un cercle vicieux qui exacerbe les deux crises et a des effets en cascade sur l'écosystème.

L'impact du plastique ne s'arrête pas là. Les microplastiques, invisibles à l'œil nu, trouvent leur chemin dans les organismes les plus fondamentaux de la chaîne alimentaire marine : le phytoplancton. Essentiels à l'équilibre de nos océans et à l'absorption du carbone, les microplastiques pourraient entraver les fonctions normales du phytoplancton ou même le tuer, affectant ainsi toute la chaîne alimentaire marine.

D'après le GIEC, la consommation accrue de microplastiques par le phytoplancton réduirait sa capacité à absorber le carbone. Cette information est très préoccupante. Le phytoplancton joue un rôle crucial dans le cycle du carbone. Il est responsable de près de la moitié de la photosynthèse totale sur Terre et absorbe de grandes quantités de dioxyde de carbone (CO_2) à la surface des océans. Cette capacité à absorber le CO_2 est essentielle pour réguler notre climat et maintenir l'équilibre des gaz dans l'atmosphère.

Si le phytoplancton devenait moins apte à absorber le CO_2 en raison de l'ingestion de microplastiques, cela aurait de graves répercussions sur le cycle du carbone, déclenchant un effet domino. La diminution de la capacité des océans à capturer le CO_2 affecterait non seulement la production d'oxygène, mais également la santé de l'écosystème marin. Par ailleurs, une perturbation du cycle du carbone pourrait aggraver les effets du changement climatique.
Les faits sont clairs et incontestables. **La pollution plastique et la crise climatique sont deux faces d'une même pièce. Ignorer l'une, c'est exacerber l'autre.** Les conséquences dévastatrices pour notre planète bleue sont une alarme retentissante qui appelle à l'action. Les institutions et les leaders mondiaux doivent reconnaître et agir face à cette double menace. Nous ne pouvons plus nous permettre de traiter nos océans comme des poubelles, car le coût est bien trop élevé.

L'océan joue un rôle central dans la régulation du climat. Les océans, couvrant près de 70 % de la surface de notre planète, ne sont pas uniquement un vaste espace bleu. Ils sont les poumons et le régulateur thermique naturel de la Terre. L'interaction dynamique entre les océans et l'atmosphère joue un rôle central dans le contrôle du climat mondial. Cette synergie permet d'équilibrer et de modérer les conditions météorologiques, de réguler les températures et d'assurer une distribution homogène de la chaleur sur l'ensemble du globe.

L'océan est un immense piège à carbone. L'une des fonctions écologiques les plus vitales de l'océan est sa capacité à agir comme une “pompe à carbone”. En absorbant de grandes quantités de dioxyde de carbone de l'atmosphère, l'océan contribue activement à réduire l'impact du changement climatique. Les micro-organismes, comme le phytoplancton, utilisent le carbone atmosphérique pour leur croissance. Une fois que ces organismes meurent, ils descendent vers les profondeurs, emportant avec eux le carbone qu'ils ont absorbé. Ce processus naturel de séquestration du carbone aide à limiter les concentrations atmosphériques de gaz à effet de serre.

Il devient urgent de préserver nos océans. La pollution, la surpêche et d'autres menaces anthropiques compromettent cette capacité de régulation climatique. Protéger les océans, c'est protéger la Terre dans son ensemble et assurer un avenir viable pour nous et les générations futures. **La santé de nos océans est intrinsèquement liée à la nôtre**, et chaque action que nous entreprenons peut soit améliorer, soit dégrader cet équilibre délicat. Il est donc de notre responsabilité collective de veiller sur cet incroyable écosystème qui nous soutient depuis toujours.

2.

LE PLASTIQUE, UNE QUESTION DE SANTÉ PUBLIQUE

"Le plastique est toxique", c'est désormais incontestable.
En prendre véritablement conscience est pourtant essentiel pour redéfinir notre trajectoire et rattraper le retard pris sur les conséquences de la toxicité de ce matériau. Le plastique ne pollue pas seulement notre planète. Il ne contribue pas seulement au réchauffement climatique. Il empoisonne notre organisme, jusqu'à notre sang.
Historiquement, nous avons négligé d'accorder et de reconnaître l'importance cruciale de faire face à la menace que représente réellement le plastique.

Les premières alertes remontent à 1972, lorsque le recyclage des bouteilles, des objets en plastique et autres produits ménagers a commencé à poser un problème. À cette époque, les scientifiques et les environnementalistes ont constaté que les déchets plastiques ne se décomposaient pas comme les matériaux organiques, mais se fragmentaient plutôt en particules de plus en plus petites, connues aujourd'hui sous le nom de "microplastiques".
Cette période a également marqué le début d'une prise de conscience de l'opinion publique sur la pollution plastique dans

l'environnement[1]. Cependant, le lobby du plastique a rapidement présenté le recyclage comme la solution ultime à cette crise écologique. Sans se poser trop de questions, tout le monde l'a cru. Malheureusement, cette perception simpliste du recyclage a masqué la complexité réelle du problème. Les capacités de recyclage étaient limitées et souvent inefficaces face à la diversité des types de plastiques qui avaient été produits. Les infrastructures de gestion des déchets n'étaient pas suffisamment développées pour traiter les volumes croissants de plastique, ce qui a conduit à une accumulation continue de ces matériaux dans l'environnement.
Le lobby du plastique a réussi à détourner l'attention des solutions plus durables telles que la réduction de la production de plastique et l'adoption de matériaux alternatifs. Pendant ce temps, les plastiques continuaient à s'accumuler, se fragmentant en microplastiques et infiltrant les écosystèmes terrestres et marins.
Aujourd'hui, les effets de cette crise sont devenus évidents. Les premiers avertissements de 1972 étaient les prémices d'une prise de conscience plus large des dangers des plastiques, mais il a fallu des décennies pour que l'ampleur du problème soit pleinement reconnue. Et même aujourd'hui, il ne l'est pas encore totalement.

Cette insouciance et cette absence d'anticipation ont engendré un coût colossal que nous assumons aujourd'hui, tant sur le plan de la santé que sur celui de l'écologie.

L'ampleur des impacts de cette pollution invisible sur notre santé demeure largement méconnue, insuffisamment étudiée et documentée. Nous ne faisons que commencer à analyser cette problématique,

1. Scott, P. G. (1972). Plastics packaging and coastal pollution. *International Journal of Environmental Studies*, *3*(1–4), 35–36. https://doi.org/10.1080/00207237208709489
Edward J. Carpenter, K. L. Smith, Jr. , Plastics on the Sargasso Sea Surface. *Science* 175, 1240-1241(1972). DOI : 10.1126/science.175.4027.1240
Edward J. Carpenter *et al.*, Polystyrene Spherules in Coastal Waters. *Science* 178, 749-750(1972). DOI : 10.1126/science.178.4062.749
Quantitative Tar and Plastic Waste Distributions in the Pacific Ocean, C. S Wong and David R. Green and Walter J. Cretney, Published in Nature 1974, Environmental Science, 247, 30-32, https://api.semanticscholar.org/CorpusID:4155188 DOI : 10.1038/247030A0

et il reste beaucoup à découvrir et à comprendre quant aux effets de cette pollution.

Cependant, il est important de ne pas se méprendre : dire que le problème est insuffisamment étudié et documenté ne signifie pas qu'il n'existe pas de données sur les microplastiques et leurs effets nocifs sur la santé. À ce jour, d'après les scientifiques de la Scientists' Coalition for an Effective Plastics Treaty, près de 21 000 publications scientifiques ont déjà été publiées, et bien sûr ce n'est qu'un début.

Bien que certains estiment que les données sur les risques des microplastiques pour la santé humaine soient encore limitées, **il existe suffisamment de preuves pour justifier un principe de précaution face à de telles expositions.**

Globalement, il existe des preuves convaincantes que l'accumulation de microplastiques dans les tissus humains est répandue, ce qui en fait une question de santé publique majeure.

La toxicité des plastiques, en particulier celle des microplastiques, a longtemps été ignorée, minimisée et négligée.

On considère que le fait d'ingérer du plastique toxique n'est pas véritablement un problème, que les quantités de toxicité sont tolérables et ne nuisent pas à la santé.

Malgré les découvertes concernant l'accumulation de fibres plastiques dans les poumons dès 1998[1] et les préoccupations croissantes autour de la toxicité des plastiques et de leurs composants depuis les années 1970, ces problématiques n'ont pas déclenché une alerte mondiale aussi immédiate et médiatisée que celle observée pour le tabac.

---

1. Étude de 1998 menée par J.L. Pauly et al. au Roswell Park Cancer : “Institute : Inhaled cellulosic and plastic fibers found in human lung tissue” J L Pauly ; S J Stegmeier ; H A Allaart ; R T Cheney ; P J Zhang ; A G Mayer ; R J Streck ; May 1, 1998. Online ISSN : 1538-7755 – Print ISSN : 1055-9965 – *Cancer Epidemiol Biomarkers Prev* (1998) 7 (5) : 419–428. https://aacrjournals.org/cebp/article/7/5/419/108754/Inhaled-cellulosic-and-plastic-fibers-found-in

Les premières études sur la toxicité des plastiques, notamment celles mettant en évidence des risques associés à la consommation de produits en plastique, pour la santé humaine et l'environnement, ont progressivement suscité des préoccupations. Cependant, la réponse publique et législative est plus lente, voire plus complaisante, en comparaison à celle apportée aux alertes relatives à la consommation de tabac.
Bien que des actions en justice aient été intentées et que des préoccupations aient été soulevées à propos des dangers des plastiques, le sujet reste généralement moins médiatisé et moins mobilisateur à l'échelle mondiale comparativement aux campagnes contre le tabac.

Par ailleurs, les recours collectifs engagés dès 2006 visant les fabricants de produits contenant du BPA (bisphénol A), comme les biberons en plastique, sont parmi les rares exemples d'actions juridiques abordant directement les préoccupations sanitaires liées aux plastiques. De manière similaire, dès 2001, le recours collectif et les actions en justice menés par l'avocat Robert Bilott – incarné au cinéma par Mark Ruffalo dans le film *Dark Waters* – contre DuPont™ et concernant les per- et polyfluoroalkylées (PFAS), illustrent une autre réponse légale aux préoccupations croissantes des impacts néfastes des activités industrielles associées aux plastiques et à leurs additifs toxiques sur l'environnement et la santé humaine.

Cela est particulièrement préoccupant, sachant que le plastique persiste non seulement dans notre environnement, mais aussi dans nos corps, sous sa forme de micro- et nanoplastiques (MNP) ainsi que de molécules chimiques issues de la composition des plastiques. On commence seulement à étudier sérieusement l'impact nocif des particules de microplastiques sur la santé humaine, ainsi que les seize mille additifs chimiques[1] utilisés dans leur fabrication.

---

1. Martin Wagner, Laura Monclús, Hans Peter H. Arp, Ksenia J. Groh, Mari E. Løseth, Jane Muncke, Zhanyun Wang, Raoul Wolf, Lisa Zimmermann (2024). *State of the science on plastic chemicals – Identifying and addressing chemicals and polymers of concern,* http://dx.doi.org/10.5281/zenodo.10701706

UNE EXPOSITION GÉNÉRALISÉE ET INÉVITABLE AU PLASTIQUE

Il est transporté le long de nos routes et relâché dans notre ciel. Il nous entoure dans nos maisons et nos bureaux. Il empoisonne nos océans, nos voies navigables et notre sol. Plus insidieusement encore, il se retrouve dans la nourriture que nous mangeons et l'eau que nous buvons.

Qui sème le microplastique, récolte la tempête

Une source particulièrement préoccupante et pourtant peu connue de la pollution par les microplastiques est leur incorporation intentionnelle dans les engrais et pesticides synthétiques utilisés dans l'agriculture à grande échelle.

Une agriculture sous influence

Le plastique est omniprésent dans le secteur agricole. Il est utilisé dans une variété d'applications allant des films de serre et tissus d'aménagement paysager, aux protections de cultures et emballages de produits. Ces utilisations facilitent la pénétration du plastique dans l'environnement. De la même façon, l'usage de produits chimiques et de pesticides revêtus de plastique dans les terres agricoles et les plantations conduit à une introduction directe de microplastiques dans notre milieu naturel et, par extension, dans notre chaîne alimentaire, exacerbant ainsi les risques déjà importants que ces substances représentent pour notre santé et l'écologie.

L'épandage intentionnel de microplastiques via des engrais et des pesticides plastifiés représente une des voies les plus directes et évitables de pollution microplastique dans les sols agricoles. L'usage de ces produits synthétiques enrobés de plastique est en augmentation, promus pour leur capacité à libérer les substances actives de manière contrôlée, présentée comme bénéfique pour une agriculture durable et respectueuse du climat. Encapsuler les produits agrochimiques dans du plastique augmente considérablement les dangers sanitaires et environnementaux déjà très importants de ces produits. Les plastiques adsorbent et accumulent des toxines, y compris des polluants organiques persistants (POP) et d'autres substances chimiques "éternelles" – des substances qui ne se dégradent pas, ne disparaissent pas, et causent des dommages irréparables à la santé et à l'environnement. De plus, il est essentiel de souligner que les premières victimes de cette exposition aux microplastiques ou pesticides sont les agriculteurs eux-mêmes, avec un risque accru de cancers tels que les lymphomes, les leucémies, les mélanomes, les tumeurs du système nerveux central ainsi que les cancers du sang et de la prostate.

> Il est urgent que les gouvernements comblent les vides réglementaires et interdisent complètement l'usage des microplastiques ajoutés intentionnellement dans l'agriculture.

Les défis de la profession ne découlent pas tant des normes environnementales que du changement climatique et de ses répercussions. Une voie potentielle pour surmonter cette crise serait d'investir dans les moyens permettant aux agriculteurs d'effectuer une transition écologique effective.

En plus de la préoccupation centrale et unanime concernant les revenus, qui est au cœur des préoccupations des agriculteurs depuis plusieurs années, un sujet suscite la colère d'une partie des plus fervents partisans de la productivité : la transition vers une agriculture plus respectueuse de l'environnement en Europe et les réglementations qui l'accompagnent, perçues comme un excès de normes par les principaux syndicats. Pourtant, il est évident qu'une agriculture alternative, axée sur la durabilité et la résilience, pourrait répondre aux préoccupations sociales et économiques de la profession. Les preuves scientifiques en ce sens se multiplient : **l'agriculture joue un rôle crucial dans la transition écologique**.
La promotion de l'agroécologie, nécessaire pour préserver la biodiversité, la qualité de l'eau des sols et pour faire face aux changements climatiques, pourrait être conciliable avec une amélioration des revenus et de la qualité de vie des agriculteurs, à condition qu'ils

bénéficient d'un accompagnement adéquat, à la fois par les États membres et par l'Union européenne.

Par ailleurs, la concurrence sur les marchés avec les produits provenant de pays ne respectant pas ces principes d'agroécologie est une préoccupation majeure pour les agriculteurs européens. L'importation de produits agricoles soumis à des normes moins strictes crée une concurrence déloyale, mais met également en danger la santé des consommateurs. Cet aspect, pourtant essentiel, est souvent négligé dans les discussions sur l'avenir de l'agriculture en Europe et dans le monde.

De la terre à l'assiette…

La pollution plastique qui affecte nos fruits et légumes ne prend pas sa source uniquement dans les emballages, mais remonte aux origines : dans les graines et les sols. Des données récentes montrent une accumulation alarmante de microplastiques dans les sols cultivés. Environ un tiers de tous les déchets plastiques se retrouve potentiellement dans les écosystèmes terrestres, où la quantité de microplastiques est estimée être entre 4 et 23 fois plus élevée que dans les océans, en fonction de l'environnement[1]. En fait, 80 à 90 % des particules contenues dans les eaux usées, comme celles provenant des fibres textiles, persistent dans les boues[2]. **Manger des produits issus de sols contaminés par des microplastiques revient à ingérer directement ces polluants.**

Un début d'éveil

L'éveil public face à la crise des plastiques gagne en ampleur, en particulier contre les microplastiques, inspirant des actions telles que la campagne contre les microbilles dans les produits cosmétiques.

1. Horton, A. A., Walton, A., Spurgeon, D. J., Lahive, E., & Svendsen, C. (2017). Microplastics in freshwater and terrestrial environments : Evaluating the current understanding to identify the knowledge gaps and future research priorities. *Science of the Total Environment*, 586, 127–141. https://doi.org/10.1016/j.scitotenv.2017.01.190
2. Forschungsverbund Berlin. "An underestimated threat : Land-based pollution with microplastics. "ScienceDaily. ScienceDaily, 5 February 2018. www.sciencedaily.com/releases/2018/02/180205125728.htm

En France, depuis janvier 2018[1], la loi pour la biodiversité a interdit l'utilisation des microbilles de plastique dans les cosmétiques rincés utilisés pour le nettoyage ou l'exfoliation. Mais, cette interdiction ne concernait que les microplastiques "visibles" et solides, laissant ainsi les autres polymères cosmétiques malheureusement encore autorisés en France comme ailleurs dans le monde. Ce n'est qu'en avril 2023, après un travail acharné d'ONG comme Surfrider ou The Plastic Soup Foundation pour sensibiliser le grand public et faire pression sur le comité REACH de l'Union européenne, que la proposition de la Commission européenne visant à interdire les microplastiques intentionnellement ajoutés dans les produits cosmétiques a enfin été adoptée[2]. Cette action était très importante, car éliminer l'utilisation de microbilles de plastique dans les produits de soins personnels réduit *de facto* la quantité de plastique qui se retrouve dans les boues d'épuration, donc dans nos sols et dans notre nourriture.
Selon la Commission européenne, cette interdiction empêcherait le rejet dans l'environnement d'environ 500 000 tonnes de microplastiques, pour un coût total estimé à 19 milliards d'euros.
Et pour autant, malgré le plaidoyer des ONG et de certains fabricants de cosmétiques, la Commission a concédé des périodes de transition à plusieurs industries pour se conformer à l'interdiction.
Ces délais vont de six ans pour les terrains de sport et les parfums encapsulés, à cinq ans pour les détergents et certains pesticides, et jusqu'à douze ans pour certains produits de maquillage sans rinçage comme les rouges à lèvres et les vernis à ongles. Les cosmétiques rincés bénéficieront, quant à eux, d'une période de transition de quatre ans. Tout ceci, dans les faits, nous ramène à 2035.
Néanmoins, le texte prévoit qu'"afin de promouvoir la substitution des microparticules de polymères synthétiques dans les produits cosmétiques sans rinçage, le maquillage des lèvres et des ongles devra,

1. Légifrance, "Décret n° 2017-291 du 6 mars 2017 relatif aux conditions de mise en œuvre de l'interdiction de mise sur le marché des produits cosmétiques rincés à usage d'exfoliation ou de nettoyage comportant des particules plastiques solides et des bâtonnets ouatés à usage domestique dont la tige est en plastique", [en ligne : www.legifrance.gouv.fr/jorf/id/JORFTEXT000034154540].
2. REACH Committee : https://single-market-economy.ec.europa.eu/news/reach-committee-votes-restrict-intentional-microplastics-2023-04-27_en

huit ans après l'entrée en vigueur du règlement, arborer une étiquette informant les consommateurs de leur contenu en microplastiques"[1]. Ces délais sont excessivement longs compte tenu de ce qui se joue ; pour autant ce texte se rapproche enfin de ce que nous aurions dû mettre en place il y a déjà une décennie. Ce vote constitue un signal fort envoyé aux entreprises pour qu'elles assument enfin leurs responsabilités.
Cet exemple montre clairement que l'interdiction des microplastiques est un défi complexe, ralenti par des délais, des conditions particulières et des dispositions législatives qui entravent l'action effective. L'utilisation intentionnelle de microplastiques, y compris dans les produits agrochimiques, demeure largement méconnue du grand public. Cette omission, volontaire, met en péril notre santé, notre écosystème et notre économie, soulignant l'urgence d'une prise de conscience globale et de mesures correctives immédiates dans tous les secteurs où ces substances entrent en contact direct et quotidien avec notre organisme et/ou notre environnement.

Les boues d'épuration, un phénomène mondial

Les boues d'épuration, un sous-produit de l'épuration des eaux usées municipales, sont souvent utilisées comme source d'engrais durable et renouvelable aux États-Unis et en Europe en raison de leur richesse en nutriments et du coût élevé de leur élimination.
L'épandage de boues d'épuration sur les champs est une pratique courante dans de nombreuses régions du monde.

En Europe, ces boues d'épuration sont également couramment utilisées en partie grâce aux directives de l'UE qui encouragent le détournement des boues d'épuration des décharges et de l'incinération vers la production d'énergie et l'agriculture[2].

---

1. Document 32023R2055 Commission Regulation (EU) 2023/2055 of 25 September 2023 amending Annex XVII to Regulation (EC) No 1907/2006 of the European Parliament and of the Council concerning the Registration, Evaluation, Authorisation and Restriction of Chemicals (REACH) as regards synthetic polymer microparticles (Text with EEA relevance) C/2023/6419 *OJ L 238, 27.9.2023, p. 67 -88* ELI : http://data.europa.eu/eli/reg/2023/2055/oj
2. {SWD(2023) 157 final} Directive 86/278/CEE du Conseil du 12 juin 1986 relative à la protection de l'environnement et notamment des sols, lors de l'utilisation des boues d'épuration en agriculture – [en ligne : https://eur-lex.europa.eu/legal-content/FR/TXT/PDF/?uri=CELEX:52023SC0158].

En avril 2022, une analyse menée par l'Environmental Working Group[1], une organisation environnementale à but non lucratif, a mis en lumière que les boues d'épuration contaminent des terres cultivées aux États-Unis, avec des substances per- et polyfluoroalkylées (PFAS). Ces dernières sont fréquemment présentes dans les produits en plastique et ne se décomposent pas.

Une fois que des boues contaminées par les PFAS sont appliquées comme engrais, les produits chimiques peuvent s'accumuler dans les cultures alimentaires, les cultures fourragères comme le maïs et le foin. En conséquence, les animaux qui consomment ces cultures fourragères accumulent aussi les PFAS. Plusieurs agriculteurs ont été contraints d'euthanasier leurs animaux de ferme en raison de niveaux élevés de PFAS dans leurs produits agricoles[2].

En Europe, entre 8 et 10 millions de tonnes de boues d'épuration sont produites chaque année, dont environ 40 % sont épandues sur les terres agricoles. Cette pratique a conduit à une contamination généralisée des terres agricoles européennes par les microplastiques, avec entre 31 000 et 42 000 tonnes de microplastiques (soit 86 à 710 billions de particules de microplastiques) les contaminant chaque année. À noter que comme les chercheurs n'ont pas analysé les microplastiques mesurant moins de 1 mm, les concentrations sont probablement beaucoup plus élevées que leurs estimations.
Il a été démontré que chaque gramme de boues d'épuration contenait jusqu'à 24 particules de microplastiques, soit environ 1 % de son poids[3].

1. EWG : 'Forever chemicals' may taint nearly 20 million cropland acres by By Jared Hayes (EWG), April 14, 2022 https://www.ewg.org/news-insights/news/2022/04/ewg-forever-chemicals-may-taint-nearly-20-million-cropland-acres
2. www.reuters.com/article/us-usa-dairy-chemicals/the-curious-case-of-tainted-milk-from-a-maine-dairy-farm-idUSKCN1R01AJ/ ;
3. EWG : 'Forever chemicals' may taint nearly 20 million cropland acres by By Jared Hayes (EWG), April 14, 2022 https://www.ewg.org/news-insights/news/2022/04/ewg-forever-chemicals-may-taint-nearly-20-million-cropland-acres

Dans une étude[1] publiée dans *Environmental Pollution*, l'équipe de chercheurs estime que le Royaume-Uni présente potentiellement le plus haut niveau de contamination par les microplastiques dans ses sols, avec 500 à 1 000 particules de microplastiques par mètre carré de terre agricole appliquée par an, contre 100 à 499 particules de microplastiques pour l'Irlande, l'Espagne, le Portugal, la France, la Belgique, l'Allemagne, l'Italie, la Sardaigne, la Sicile, la République tchèque, l'Autriche et la Norvège.

En 2003, la Suisse a interdit l'utilisation des boues d'épuration comme engrais en raison de la présence de nombreuses substances nocives et d'organismes pathogènes issus de l'industrie et des ménages.

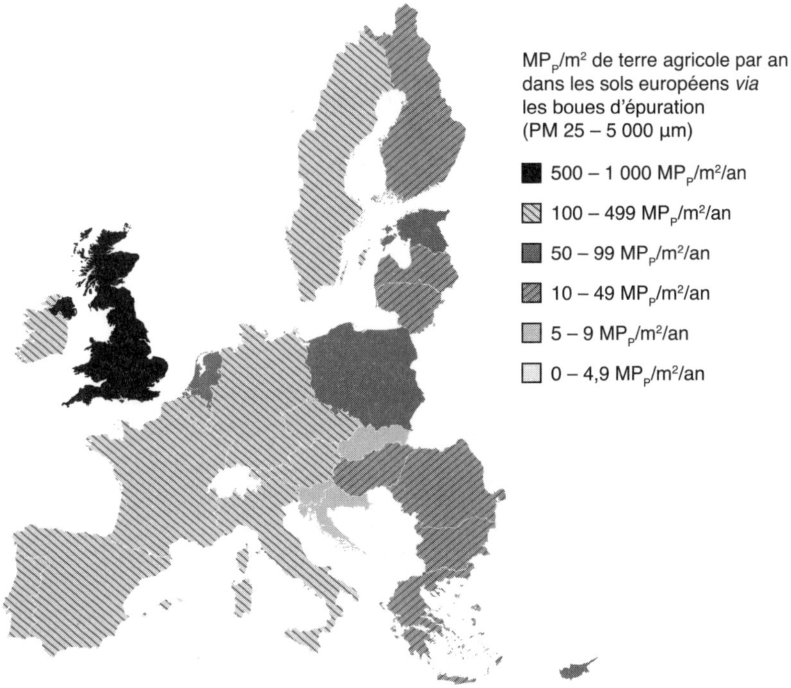

1. J. Lofty, V. Muhawenimana, *et al.*, "Microplastics removal from a primary settler tank in a wastewater treatment plant and estimations of contamination onto European agricultural land via sewage sludge recycling", *Environmental Pollution*, 2022, vol. 304, [en ligne : https://doi.org/10.1016/j.envpol.2022.119198].

L'Allemagne, le Royaume-Uni, l'Espagne, la France et l'Italie représentent collectivement plus de 76 % de la masse totale de particules microplastiques contenues dans les boues d'épuration en Europe. **Les terres agricoles pourraient constituer l'un des plus grands réservoirs mondiaux de pollution par les microplastiques**, selon l'étude réalisée par ces chercheurs de l'université de Cardiff[1].

Les microplastiques peuvent persister pendant de très longues périodes sur les terres agricoles[2]. Des microplastiques étaient présents jusqu'à 90 centimètres sous la surface de deux champs agricoles, où des boues d'épuration avaient été utilisées pour la dernière fois il y a trente-quatre ans. Le labourage a également contribué à la dispersion du plastique dans des zones où les boues n'avaient pas été épandues.

Encore plus inquiétant, des recherches révèlent également que les microplastiques peuvent affecter la croissance, le poids et la vie des vers de terre. Les chercheurs ont émis l'hypothèse que les microplastiques bloquent le tube digestif des vers, entravant ainsi leur capacité à absorber les nutriments essentiels et compromettant leur développement, provoquant un taux de mortalité de 8 à 25 % en fonction de la dose de microplastiques ingérés[3]. Les chercheurs soulignent que cela a des implications écologiques très importantes, car pour ceux qui l'ignore, les vers de terre jouent un rôle crucial dans la santé des sols. Leur activité de fouissement oxygène le sol, prévient l'érosion, améliore le drainage et favorise le recyclage des nutriments.

1. EWG : 'Forever chemicals' may taint nearly 20 million cropland acres by By Jared Hayes (EWG), April 14, 2022 https://www.ewg.org/news-insights/news/2022/04/ewg-forever-chemicals-may-taint-nearly-20-million-cropland-acres
2. Impacts of Microplastics on the Soil Biophysical Environment Anderson Abel de Souza Machado, Chung Wai Lau, Jennifer Till, Werner Kloas, Anika Lehmann, Roland Becker and Matthias C. Rillig – Environ. Sci. Technol. 2018, 52, 17, 9656–9665 – https://doi.org/10.1021/acs.est.8b02212 – Published July 27, 2018
3. Environ. Sci. Technol. 2016, 50, 5, 2685–2691 "Microplastics in the Terrestrial Ecosystem : Implications for Lumbricus terrestris (Oligochaeta, Lumbricidae)" – https://doi.org/10.1021/acs.est.5b05478 – Published February 8, 2016

Les microplastiques (MP) présents dans ces sols agricoles seront finalement transportés vers les cours d'eau naturels par ruissellement des eaux de surface ou par infiltration dans les eaux souterraines.

Ces découvertes récentes sont précieuses, car elles devraient nous encourager à mieux comprendre le transport des MP dans l'environnement et à mieux gérer leurs processus d'élimination avant qu'elles n'atteignent les terres agricoles.
Afin de limiter cette contamination, des recherches plus poussées sont nécessaires pour quantifier les niveaux de microplastiques dans les terres agricoles et évaluer les meilleures pratiques de gestion des boues d'épuration.

Selon les recherches de Willie Peijnenburg, professeur de toxicologie environnementale et de biodiversité à l'université de Leyde, aux Pays-Bas, les microplastiques peuvent également se retrouver dans les cultures alimentaires, en particulier dans les racines des plantes[1]. Par ailleurs, les concentrations de plastique sont relativement faibles pour les légumes à feuilles comme la laitue et le chou, tandis que le risque de consommer des microplastiques serait plus élevé pour les légumes-racines tels que les carottes, les radis et les navets.
Bien que l'impact complet sur la santé humaine ne soit pas encore totalement compris, il est clair que les microplastiques représentent un risque pour la santé et l'environnement. Des études ont déjà démontré que les microplastiques peuvent causer des dommages cellulaires, entraîner des réactions inflammatoires et allergiques, et perturber le système endocrinien humain (voir p. 95).
Des fibres plastiques microscopiques ont été découvertes dans les biopsies de tissus pulmonaires malins de patients atteints de cancer[2].

---

1. "Micro- and nano-plastics in edible fruit and vegetables. The first diet risks assessment for the general population", Gea Oliveri Conti, Margherita Ferrante, Mohamed Banni, Claudia Favara, Ilenia Nicolosi, Antonio Cristaldi, Maria Fiore, Pietro Zuccarello, Environmental Research, Volume 187, 2020, 109677, ISSN 0013-9351, https://doi.org/10.1016/j.envres.2020.109677
2. Pauly, J. L., et al. "Inhaled Cellulosic and Plastic Fibers Found in Human Lung Tissue. "*Cancer Epidemiology, Biomarkers & Prevention*, vol. 7, no. 5, 1998, pp. 419-428. American Association for Cancer Research, https://aacrjournals.org/cebp/article/7/5/419/108754/Inhaled-cellulosic-and-plastic-fibers-found-in.

Il est probable que ces plastiques aient été inhalés plutôt qu'ingérés, mais la préoccupation persiste quant à leur capacité à s'implanter dans les tissus et à provoquer une inflammation dangereuse.
Des études sur des mammifères forcés d'ingérer des microplastiques en laboratoire ont également démontré que ces particules peuvent traverser les parois cellulaires, se déplacer à travers le corps, s'accumuler dans les organes et affecter le système immunitaire[1].
Aujourd'hui nous sommes de plus en plus nombreux à craindre que les microplastiques puissent nuire à notre santé. D'après une enquête de Greenpeace datant d'avril 2024, **80 % des personnes sont préoccupées par les effets sanitaires des plastiques sur leurs proches**[2].

Alors pourquoi n'appliquons-nous pas le principe de précaution à l'échelle mondiale ? Nous continuons d'arguer que nous n'avons pas encore suffisamment de preuves, et par conséquent il semble acceptable à la société que nous soyons exposés à ces particules chaque jour, que ce soit par notre alimentation, notre eau ou l'air que nous respirons.

Les engrais et pesticides, des bombes à retardement

La plupart des engrais et pesticides chimiques sont des dérivés du pétrole et du gaz, tout comme le plastique. Les PFAS (perfluoroalkyles et polyfluoroalkyles) et les PFOA (acide perfluorooctanoïque) sont des polluants persistants, toxiques et, à long terme, mortels pour le vivant.
Aux États-Unis, en avril 2022, l'État du Maine a interdit l'épandage de boues d'épuration comme engrais, suite à la découverte de niveaux élevés de PFAS dans le sol des terres agricoles, dans les cultures et dans l'eau. Cette contamination a également été détectée à des niveaux élevés dans le sang des agriculteurs, ce qui a entraîné

1. University of New Mexico Health Sciences Center. (2024, April 15). Microplastics make their way from the gut to other organs. *ScienceDaily*. Retrieved from, https://www.sciencedaily.com/releases/2024/04/240415163703.htm
2. Greenpeace International. (2024). *Global plastics treaty survey results*. Retrieved from https://www.greenpeace.org/international/publication/66181/global-plastics-treaty-survey-results/

la fermeture de plusieurs exploitations agricoles en raison de cette contamination généralisée.

Le rapport publié par l'association Générations Futures et le réseau Pesticide Action Network Europe (PAN Europe)[1] met en lumière le fait que près de 12 % des substances actives des pesticides de synthèse autorisés dans l'Union européenne appartiennent à la famille des PFAS, des perturbateurs endocriniens, qui sont des substances chimiques reconnues pour leur capacité à perturber le fonctionnement normal du système hormonal. **Lorsque les PFAS sont combinés avec les coformulants et les impuretés présents dans le plastique, ils deviennent de véritables armes de destruction massive à l'échelle nanométrique pour tout être vivant, affectant l'ensemble de la biosphère, y compris les êtres humains.**

Les pesticides sont devenus préoccupants en raison de leur utilisation croissante en France, passant de 777 tonnes en 2008 à plus de 2 332 tonnes en 2021. Les PFAS sont introduits délibérément par les industriels pour renforcer l'efficacité des pesticides en rendant leurs propriétés hydrophobes, mais cette stabilité entraîne leur persistance dans l'environnement. Qualifiés de "polluants éternels" en raison de leur résistance et de leur accumulation dans la chaîne alimentaire, les PFAS sont associés au développement de plusieurs maladies telles que les cancers, les troubles de l'immunité et de la fertilité. **La quasi-totalité de la population européenne est exposée à ces substances préoccupantes.**

Le dossier d'investigation du *Monde*[2] et le projet Forever Pollution ont mis en lumière l'étendue de cette contamination par le poison du siècle.

---

1. Pesticide Action Network Europe. (2023, November). *Europe's toxic harvest : Unmasking PFAS in pesticides authorities in Europe*. Retrieved from https://www.pan-europe.info/resources/reports/2023/11/europes-toxic-harvest-unmasking-pfas-pesticides-authorities-europe
2. Stéphane Horel, "Révélations sur la contamination massive de l'Europe par les PFAS, ces polluants éternels", *Le Monde*, 2023, [en ligne : www.lemonde.fr/les-decodeurs/article/2023/02/23/revelations-sur-la-contamination-massive-de-l-europe-par-les-pfas-ces-polluants-eternels_6162940_4355770.html].

La présomption de contamination révélée par l'enquête est aussi alarmante que sous-estimée. En plus des usines productrices de PFAS et des milliers de sites déjà identifiés comme contaminés, cette recherche a permis de repérer près de 21 500 zones présumées contaminées en Europe. Ce travail complexe, jamais entrepris de manière exhaustive jusqu'à présent, repose sur une méthodologie adaptée du PFAS Project Lab de Boston et du PFAS Sites and Community Resources Map, utilisés pour cartographier la pollution aux États-Unis.

> "C'est une pollution invisible et insidieuse qui accompagnera l'humanité pendant des siècles, voire des millénaires." *Le Monde.*

Une pollution qui coûte cher

Gretta Goldenman, une avocate américaine spécialisée dans le droit et la politique environnementale, qui a travaillé comme consultante pour diverses institutions internationales, dont la Banque mondiale et la Commission européenne, admet que le chiffre avancé dans son rapport pour évaluer la remédiation des dommages environnementaux causés par les PFAS à travers l'Europe, de 170 milliards d'euros, est largement sous-évalué. Étant donné que les PFAS ne se dégradent pas naturellement, les coûts de décontamination sont en effet astronomiques partout où les dégâts de cette pollution doivent être compensés.

Gérer la contamination de l'eau potable de 1,2 million de personnes autour de l'aéroport de Düsseldorf nécessiterait 100 millions d'euros[1]. Filtrer l'eau dans la province de Vénétie, en Italie, coûterait plus de 16 millions d'euros[2]. La dépollution des aéro-

1. Nordic Council of Ministers. (2019). *The cost of inaction : A socioeconomic analysis of environmental and health impacts linked to exposure to PFAS.* Retrieved from https://norden.diva-portal.org/smash/record.jsf?pid=diva2%3A1295959&dswid=-1721

2. Eureau. (n.d.). *Briefing note on moving forward on PMT and vPvM substances.* Retrieved from https://www.eureau.org/resources/briefing-notes/3934-briefing-note-on-moving-forward-on-pmt-and-vpvm-substances/file

ports civils et militaires dans toute l'Europe est estimée à 18 milliards d'euros[1].
Aux États-Unis, le coût du traitement des PFAS dans l'eau potable pourrait atteindre jusqu'à 400 milliards de dollars[2].

Un crime presque parfait

Ian Cousins, professeur renommé au département des sciences de l'environnement à l'université de Stockholm, soulève une question essentielle : qui est responsable, l'industrie chimique ou l'État qui n'exerce pas suffisamment de pression sur cette industrie ? Peut-on vraiment considérer cette contamination historique comme un crime ?

Professeure de droit à l'université Erasmus de Rotterdam (Pays-Bas), Lieselot Bisschop étudie spécifiquement le concept de "crime industriel facilité par l'État" pour comprendre les dommages environnementaux et humains causés par les entreprises dans le contexte de la pollution aux PFAS. Ce terme se réfère aux situations où les institutions gouvernementales ne réglementent pas des activités commerciales illégales ou socialement préjudiciables, ou créent un environnement juridique qui permet à ces préjudices de se produire et de perdurer en toute légalité.

Longtemps, les autorités ont perçu cela non pas comme un crime, mais comme un facteur de développement et une source de richesse pour leurs pays, ce qui a conduit les acteurs étatiques à commettre d'énormes erreurs au cours des cinquante ou soixante dernières années, transformant ainsi ces erreurs en crimes.

---

1. European Commission. (n.d.). *Staff working document : Impact assessment report accompanying the proposal.* Retrieved from https://environment.ec.europa.eu/document/download/a5e95ed4-88d6-4222-a3fa-8e2f17f0b2e1_en?filename=Staff%20Working%20Document%20-%20Impact%20Assessment%20Report%20accompanying%20the%20Proposal_0.pdf
2. Stéphane Horel, "Révélations sur la contamination massive de l'Europe par les PFAS, ces polluants éternels", *Le Monde*, 2023, [en ligne : www.lemonde.fr/les-decodeurs/article/2023/02/23/revelations-sur-la-contamination-massive-de-l-europe-par-les-pfas-ces-polluants-eternels_6162940_4355770.html].

Nous sommes confrontés à une situation similaire avec la pollution plastique et les incitations au recyclage du plastique.

Des habitants vivant près des usines chimiques, aux agriculteurs utilisant quotidiennement des pesticides, aux plus hauts responsables européens, personne n'échappe aux "polluants éternels".
Onze acteurs politiques ont accepté de se soumettre à une analyse biologique en fournissant quelques gouttes de leur sang aux ONG Bureau européen de l'environnement (EEB) et ChelSec (the International Chemical Secretariat).
Selon les résultats, tous, sans exception, présentent des niveaux de substances per- et polyfluoroalkylées (PFAS) dans leur sang.
Parmi eux, Frans Timmermans, ancien vice-président de la Commission chargé du Pacte vert. Sur les treize PFAS recherchées, sept ont été détectées dans son organisme, tout comme chez les autres volontaires. En réaction à cette campagne d'analyse, il demande qu'un terme soit mis aux émissions de ces déchets légalisés et encourage l'Europe à interdire totalement l'utilisation de ces produits chimiques. Un projet d'interdiction à l'échelle européenne de cette famille de produits chimiques ultratoxiques, appelée "restriction universelle", devrait aboutir en 2026[1].

Dispersés dans l'environnement par les usines qui les produisent et utilisés dans une multitude de produits comme les ustensiles de cuisine, les poêles, les revêtements antiadhésifs et les imperméabilisants en passant par les batteries de véhicules électriques, les PFAS ne se dégradent pas dans la nature et demeurent présents de manière permanente. **La contamination par les PFAS, tout comme la contamination par les microplastiques, ne fait aucune distinction :** nous sommes tous concernés, tous victimes. Personne n'est épargné par cette pollution chimique invisible, peu importe notre lieu de résidence ou notre mode de vie.

1. Stéphane Horel, "Des responsables européens testés positifs aux PFAS", *Le Monde*, janvier 2024, [en ligne : www.lemonde.fr/les-decodeurs/article/2024/01/31/des-responsables-europeens-testes-positifs-aux-pfas_6213935_4355770.html].

En France, l'étude Esteban[1] a révélé la présence de PFAS dans le sang de l'ensemble de la population. De plus, l'étude de biosurveillance européenne HBM4EU[2] (Human biomonitoring for Europe) indique qu'un adolescent sur sept dépasse la dose hebdomadaire tolérable fixée par l'Autorité européenne de sécurité des aliments (EFSA).

UN VOTE HISTORIQUE

Le jeudi 30 mai 2024, le Sénat a adopté une proposition de loi présentée par le député Nicolas Thierry[3] visant à réguler les substances perfluoroalkylées et polyfluoroalkylées (PFAS) en France à partir du 1er janvier 2026.

Ce vote historique a été en partie influencé par le documentaire "Toxic Bodies" de Camille Étienne et Solal Moisan, disponible gratuitement sur YouTube, qui a joué un rôle crucial en sensibilisant le public et les législateurs à la gravité de la situation, en montrant des témoignages de scientifiques et d'experts en santé.

Aux États-Unis, un rapport[4] émanant des Académies nationales des sciences, d'ingénierie et de médecine suggère aux praticiens

1. Santé publique France. (n.d.). *Impregnation de la population française par les composés perfluorés – Programme national de biosurveillance Esteban 2014-2016.* Retrieved from https://www.santepubliquefrance.fr/determinants-de-sante/exposition-a-des-substances-chimiques/perturbateurs-endocriniens/documents/rapport-synthese/impregnation-de-la-population-francaise-par-les-composes-perfluores-programme-national-de-biosurveillance-esteban-2014-2016
2. HBM4EU. (n.d.). *Per- and polyfluorinated compounds.* Retrieved from www.hbm4eu.eu/hbm4eu-substances/per-polyfluorinated-compounds/
3. Assemblée Nationale. (n.d.). Proposition de loi n°1138, visant à lutter contre les risques liés aux substances per- et polyfluoroalkylées. Retrieved from https://www.assemblee-nationale.fr/dyn/16/textes/l16b1138_proposition-loi
4. National Academies of Sciences, Engineering, and Medicine. (2022, July). *New report calls for expanded PFAS testing for people with history of elevated exposure, offers advice for clinical treatment.* from https://www.nationalacademies.org/news/2022/07/new-report-calls-for-expanded-pfas-testing-for-people-with-history-of-elevated-exposure-offers-advice-for-clinical-treatment

médicaux d'effectuer chez les femmes enceintes qui présentent des concentrations de PFAS dans leur sang situés entre 2 et 20 µg/l, un dépistage systématique des dyslipidémies (cholestérol ou triglycérides élevés), du cancer du sein, ainsi que de l'hypertension. Je suis surprise que cette mesure ne soit pas également adoptée en Europe et à l'échelle mondiale.

Des mesures écologiques et sanitaires doivent être prises urgemment par les gouvernements pour nous protéger contre la pollution croissante due aux PFAS et et aux MNP.

APPEL À L'INDUSTRIE AGROALIMENTAIRE

Pouvons-nous espérer qu'un seul groupe dans le secteur de l'agroalimentaire se lève aujourd'hui et prenne publiquement l'engagement de ne plus emballer aucun de ses produits nutritifs dans du plastique vierge ou recyclé contenant des agents chimiques perturbateurs endocriniens, qui compromettent notre santé et celle de nos enfants ? **Parce que se nourrir ne doit pas devenir synonyme de maladie.**

Nous devons être prêts à comprendre, à reconnaître et à accepter ce problème dans sa globalité, dépassant ainsi notre propre résistance à admettre nos erreurs et à opérer les changements nécessaires.

Notre dépendance à la surconsommation de plastique nous mène irrémédiablement vers des conséquences dévastatrices. Il est temps de faire preuve de sagesse et d'envisager un avenir où la santé est également influencée par notre alimentation.

La santé passe aussi par ce que nous mangeons, et en ce sens, l'industrie agroalimentaire saura-t-elle bannir tout ce plastique qui nous empoisonne et respecter ainsi notre santé ?

Le plastique a envahi nos assiettes

L'adage “la santé passe par l'assiette” souligne l'importance cruciale de l'alimentation dans le maintien et l'amélioration de notre santé physique et mentale. Toutefois, cette notion se complique lorsque nos repas sont affectés par la présence de particules de plastique.

De la ferme à la fourchette, nos aliments entreprennent un vaste voyage, traversant plusieurs étapes comme l'élevage, la production, l'emballage, et finalement l'arrivée sur les rayons des magasins. À chaque étape, il existe une possibilité qu'un petit supplément pathogène s'y glisse.

Parmi eux, les plastifiants, des agents chimiques destinés à rendre les plastiques plus flexibles et résistants, figurent en bonne place. Les phtalates, parmi les plastifiants les plus fréquemment utilisés, se retrouvent désormais en nous, accompagnés d'autres composés chimiques issus du plastique, y compris les bisphénols tels que le BPA. La présence de ces éléments, même à des niveaux très faibles, est liée à une vaste gamme de préoccupations sanitaires.

Des investigations menées aux États-Unis par Consumer Reports sur la présence de bisphénols et de phtalates dans les aliments et leur emballage ont été réalisées à plusieurs reprises au cours des dernières décennies. En janvier 2024, l'analyse d'une centaine d'aliments a montré que, malgré une prise de conscience croissante des risques qu'ils représentent pour la santé, les bisphénols et les phtalates continuent de se retrouver fréquemment dans notre alimentation[1].

Les origines du plastique dans nos assiettes

Les phtalates

Les résultats de l'enquête de Consumer Reports aux États-Unis concernant les phtalates sont particulièrement préoccupants : on en a trouvé dans presque tous les aliments testés, souvent à des niveaux élevés. Des niveaux qui ne dépendaient pas du type d'emballage, et

---

1. Consumer Reports. (published in Januray 2024). Lauren F. Friedman. *The plastic chemicals hiding in your food*. Retrieved from https://www.consumerreports.org/health/food-contaminants/the-plastic-chemicals-hiding-in-your-food-a7358224781/

aucun type particulier d'aliment n'était plus susceptible qu'un autre d'en contenir.
Par exemple, des niveaux élevés ont été trouvés, entre autres produits, dans les tranches de pêches en conserve Del Monte®, le saumon rose de Chicken of the Sea™, les milkshakes au chocolat protéinés Fairlife Core Power®, le yaourt faible en matières grasses à la vanille de la marque française Yoplait, et plusieurs plats rapides, notamment les nuggets de poulet croustillants de Wendy's®, un burrito au poulet de Chipotle, et un Whopper® au fromage de Burger King®.

LES PRODUITS BIOLOGIQUES ? TOUT AUSSI PROBLÉMATIQUES !

Lorsque vous faites vos achats dans un magasin bio, vous vous attendez généralement à consommer des produits exempts de produits chimiques. Cependant, si ces articles sont emballés dans du plastique, vous serez inévitablement exposé aux composants toxiques du plastique. Cela soulève des inquiétudes quant à la pureté des produits biologiques et met en évidence l'importance de bannir les emballages plastiques dans l'alimentation. Les aliments préemballés sont un vrai problème pour la santé.

Ce rapport publié en janvier 2024 répertoriant les contenus chimiques plastiques de plus de 80 snacks populaires et autres aliments préparés a révélé que 99 % des aliments vendus en supermarché et fast-food contiennent des phtalates, tandis que 79 % contiennent des traces d'une autre substance potentiellement dangereuse appelée bisphénol A.

Les premiers efforts pour limiter l'exposition à ces produits chimiques se concentrent sur l'emballage, mais il est désormais clair que les plastifiants, et les phtalates en particulier, peuvent également provenir du plastique utilisé dans les tubes, les convoyeurs et les gants lors du traitement des aliments, et peuvent même pénétrer directement dans la viande et les produits agricoles *via* l'eau et le sol contaminés.

Les bisphénols en général, le BPA en particulier

Le BPA ou bisphénol A est une substance chimique utilisée dans la composition de certains plastiques en polycarbonate et des résines époxy. Il peut s'échapper des contenants en plastique et des revêtements et peut être ingéré ou absorbé par contact avec la peau. Les bouteilles jetables ou les matériaux d'emballage alimentaire, notamment les boîtes de conserve, en contiennent. En raison de l'importante contamination au plastique des océans, on le retrouve aussi en quantité importante dans les poissons, en particulier dans leur foie[1]. Selon l'Ifremer, les nanoplastiques peuvent même migrer jusqu'au système sanguin des animaux marins.

Le Parlement a d'ailleurs alerté sur les effets néfastes des microplastiques pour les consommateurs de poissons et crustacés : "Un consommateur moyen de crustacés méditerranéens ingère environ 11 000 fragments de plastique chaque année", déclare la députée européenne Catherine Chabaud (Renew Europe)[2].

Lorsque les chaînes polymères du BPA sont décomposées, elles peuvent pénétrer dans le corps humain lors de l'ingestion d'eau ou d'aliments en conserve contaminés, ce qui peut entraîner de graves dommages sur l'organisme. En effet, le BPA est ce que l'on appelle communément un perturbateur endocrinien : il peut interférer avec le fonctionnement des hormones humaines. Par exemple, il peut agir sur le récepteur des hormones thyroïdiennes et être responsable d'une hypothyroïdie. Il peut également avoir un impact sur la fertilité.

---

1. Luís Gabriel A. Barboza, Sara C. Cunha, Carolina Monteiro, José O. Fernandes, Lúcia Guilhermino, "Bisphenol A and its analogs in muscle and liver of fish from the North East Atlantic Ocean in relation to microplastic contamination. Exposure and risk to human consumers", *Journal of Hazardous Materials*, 2020, vol. 393, [en ligne : https://doi.org/10.1016/j.jhazmat.2020.122419].
2. Clara Bauer-Babef, "Le Parlement alerte sur les effets néfastes des microplastiques pour les consommateurs de poissons et crustacés", *Euractiv France*, 2021, [en ligne : www.euractiv.fr/section/plan-te/news/le-parlement-alerte-sur-les-effets-nefastes-des-microplastiques-pour-les-consommateurs-de-poissons-et-crustaces/].

PERTURBATEURS ENDOCRINIENS
Des sources multiples

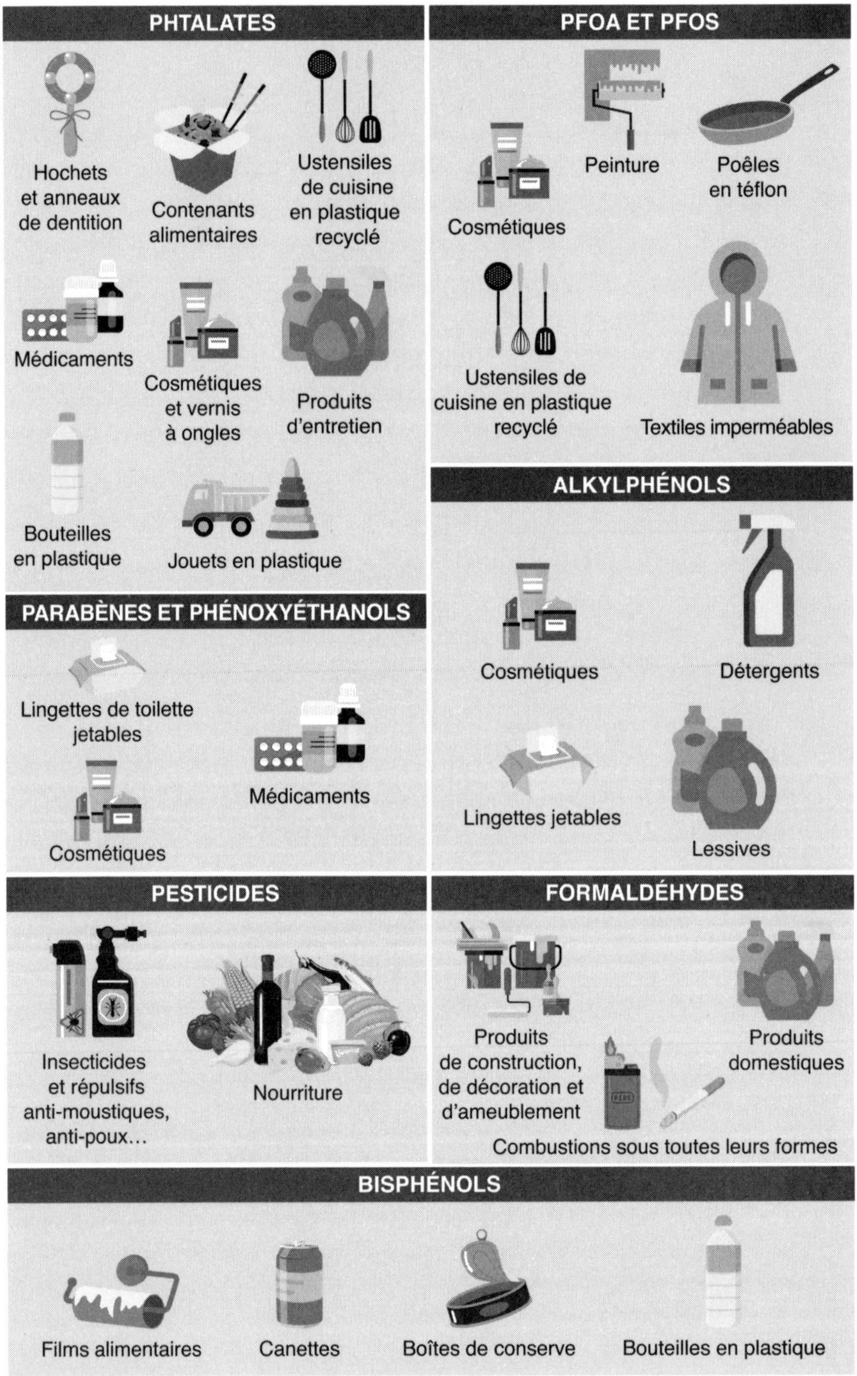
PHTALATES
Hochets et anneaux de dentition
Contenants alimentaires
Ustensiles de cuisine en plastique recyclé
Médicaments
Cosmétiques et vernis à ongles
Produits d'entretien
Bouteilles en plastique
Jouets en plastique
PFOA ET PFOS
Cosmétiques
Peinture
Poêles en téflon
Ustensiles de cuisine en plastique recyclé
Textiles imperméables
ALKYLPHÉNOLS
Cosmétiques
Détergents
Lingettes jetables
Lessives
PARABÈNES ET PHÉNOXYÉTHANOLS
Lingettes de toilette jetables
Médicaments
Cosmétiques
PESTICIDES
Insecticides et répulsifs anti-moustiques, anti-poux…
Nourriture
FORMALDÉHYDES
Produits de construction, de décoration et d'ameublement
Produits domestiques
Combustions sous toutes leurs formes
BISPHÉNOLS
Films alimentaires
Canettes
Boîtes de conserve
Bouteilles en plastique

LES CONSÉQUENCES DE L'EXPOSITION AU BPA SUR LA REPRODUCTION

Le BPA a la capacité de perturber le fonctionnement de l'axe hypothalamo-hypophyso-testiculaire, essentiel à la spermatogenèse (la création de spermatozoïdes). De plus, cette substance chimique induit un stress oxydatif sur les spermatozoïdes, l'une des principales causes d'infertilité chez les hommes. Ce perturbateur agit également en tant qu'antagoniste des récepteurs hormonaux thyroïdiens, compromettant la performance normale de ces hormones cruciales pour une spermatogenèse optimale. Toutefois, il est à noter que seuls des niveaux élevés d'exposition au BPA semblent impacter significativement la fertilité masculine[1].

L'Autorité européenne de sécurité des aliments (EFSA) met en garde contre les taux élevés de bisphénol A, préconisant une réduction drastique de la dose journalière tolérable. Ce dernier est soupçonné d'impacter notre système immunitaire, pouvant mener à des pathologies graves telles que des inflammations pulmonaires allergiques. Face à cette situation, il est impératif de reconsidérer notre utilisation des bisphénols et d'exiger leur interdiction complète et définitive. L'interdiction en France en 2015 du BPA dans les jouets, les biberons et les récipients alimentaires[2] n'était qu'un début. **Il faut maintenant aller plus loin et appliquer la loi.**

---

1. Presunto M, Mariana M, Lorigo M, Cairrao E, "The Effects of Bisphenol A on Human Male Infertility: A Review of Current Epidemiological Studies", *International Journal of Molecular Sciences*, 2023, vol. 24, n° 15, p. 12417, [en ligne : https://doi.org/10.3390/ijms241512417].
2. www.ecologie.gouv.fr/bisphenol

EXPOSITION AU BISPHÉNOL : LES RISQUES CACHÉS POUR LES FUTURES MÈRES ET LEURS BÉBÉS

L'agence chimique européenne indique que les bisphénols, dont les plus notoires sont le BPA et le BPS, servent principalement à produire des résines et polymères, entrant dans la composition de nombreux matériaux plastiques. Pointés du doigt comme dangereux depuis les années 2000, les bisphénols sont malgré tout toujours présents en grande quantité, notamment dans les contenants alimentaires et articles destinés aux enfants.
Bien que la France ait interdit l'usage du BPA en 2015, des tests publiés en 2023 par l'UFC-Que Choisir[1] révèlent que cette substance et d'autres bisphénols sont encore trouvés dans plusieurs produits destinés aux bébés.
Le rapport révèle la présence des bisphénols dans plus de la moitié des anneaux de dentition testés. "Ces derniers sont d'autant plus à risque qu'ils peuvent être mastiqués tout au long de la journée par les bébés. Alors que les perturbateurs endocriniens sont plus particulièrement nocifs aux stades précoces du développement des enfants, il est scandaleux que de trop nombreux fabricants n'aient pas encore pris de mesures à la hauteur des potentiels risques induits par ces composés."

La préoccupation liée aux bisphénols s'étend au-delà des objets destinés directement aux nourrissons. Malheureusement, la barrière placentaire ne sauvegarde pas le fœtus de ces molécules, qui ne devraient jamais se retrouver dans la nourriture consommée par une femme enceinte. Rappelons que la santé des femmes est particulièrement exposée aux dangers de la pollution plastique pendant leur grossesse. Les résultats sont pourtant sans appel :

---

1. *UFC-Que Choisir*, "Bisphénols dans les produits pour bébé et les contenants alimentaires", 19 avril 2023, [en ligne : www.quechoisir.org/action-ufc-que-choisir-bisphenols-dans-les-produits-pour-bebe-et-les-contenants-alimentaires-qu-attend-on-pour-les-interdire-n107218/].

les bisphénols sont toujours fréquemment utilisés dans les revêtements plastiques des contenants alimentaires. De toutes les boîtes de conserve et canettes de soda analysées, aucune n'était sans bisphénol. **Nous conseillons vivement aux femmes enceintes d'éviter l'achat de boîtes de conserve et de canettes de soda pour prévenir tout risque associé aux bisphénols.**

Paradoxalement, alors que la France a "proscrit" le BPA depuis 2015, l'Europe reste laxiste, en limitant son interdiction uniquement dans les produits destinés aux bébés. Et surtout, que dire des autres bisphénols, comme le bisphénol S (BPS) et le bisphénol F (BPF), tout aussi nuisibles, et qui demeurent autorisés en France, comme en Europe ?

Les bébés nourris avec des biberons en plastique avalent des millions de particules de microplastiques par jour[1] !
Une étude a montré la libération de 16 millions de particules[2] de MP par litre à partir de biberons en PP pendant la stérilisation, soulignant le besoin urgent et crucial d'évaluer l'exposition aux MP chez les nourrissons. Elle a également montré que l'exposition chez les nourrissons nourris avec du lait préparé dans des biberons en PP peut atteindre jusqu'à 3 millions de MP par jour.

L'exposition aux microplastiques provenant des biberons est 6,8 fois plus élevée que celle provenant du lait en poudre lui-même[3].

1. Damian Carrington, "Bottle-fed babies swallow millions of microplastics a day, study finds", *The Guardian*, 19 octobre 2020.
2. Source : Li D., Shi Y., Yang L., Xiao L., Kehoe D. K., Gun'ko Y. K., *et al.*, "Microplastic Release from the Degradation of Polypropylene Feeding Bottles during Infant Formula Preparation", [en ligne : https://pubmed.ncbi.nlm.nih.gov/37128027/].
3. Zhang Q, Liu L, Jiang Y, Zhang Y, Fan Y, Rao W, Qian X. Microplastics in infant milk powder. Environ Pollut. 2023 Apr 15 ; 323:121225. doi : 10.1016/j.envpol.2023.121225. Epub 2023 Feb 7. PMID : 36758924. *[en ligne : https://pubmed.ncbi.nlm.nih.gov/36758924/].*

LE MICRO-ONDES : UN AUTRE EXEMPLE D'EXPOSITION

Une étude américaine de juillet 2023 met en garde contre l'altération des plastiques utilisés dans la fabrication de contenants alimentaires chauffés au micro-ondes[1]. Des chercheurs de l'université de Nebraska-Lincoln ont testé des contenants pour aliments destinés aux bébés, fabriqués à partir de polypropylène et de polyéthylène, des matériaux approuvés par la FDA (Food and Drug Administration) et l'UE.
Après une cuisson au micro-ondes de trois minutes dans un four d'une puissance de 1 000 watts, les liquides contenus dans ces récipients ont été analysés pour détecter la présence de microplastiques et de nanoplastiques. Les résultats ont montré qu'un seul centimètre carré de ces contenants pouvait libérer environ 4,22 millions de particules de microplastiques et 2,11 milliards de particules de nanoplastiques en si peu de temps. Cette étude met en lumière le décalage souvent observé entre les normes réglementaires de sécurité et les avancées de la recherche dans le domaine de la santé environnementale. **Le principe de précaution est parfois mis de côté au profit des intérêts économiques immédiats de l'industrie agroalimentaire.** Il est donc important de choisir avec soin les contenants alimentaires, surtout ceux destinés aux enfants, et d'autant plus lorsqu'ils sont prévus pour être réchauffés.

Mesurer la dangerosité des phtalates et des bisphénols

Plusieurs études ont lié les phtalates à des effets négatifs sur la santé tels que les maladies cardiaques, le diabète, l'obésité, certains cancers, les malformations congénitales, les naissances prématurées, les troubles du développement neurologique et l'infertilité.

1. University of Nebraska-Lincoln. (2023, July 20). *Billions of nanoplastics released when microwaving baby food containers*. ScienceDaily. Retrieved from https://www.sciencedaily.com/releases/2023/07/230720124925.htm

Ces maladies se développent généralement lentement, parfois sur des décennies.
Les bisphénols ont quant à eux été reconnus comme perturbateurs endocriniens. Leur implication dans divers problèmes de santé est clairement établie.

Bien que le corps humain soit assez efficace pour éliminer les bisphénols et les phtalates de nos systèmes, notre exposition constante à ces substances signifie qu'elles pénètrent dans notre sang et nos tissus presque aussi rapidement qu'elles sont éliminées.
De plus, les plastifiants peuvent facilement se dégager du plastique et d'autres matériaux. **Les effets nocifs de ces produits chimiques peuvent être cumulatifs**, de sorte qu'une exposition constante, même à de très petites quantités, pourrait accroître au fil du temps les risques pour la santé.
Tous ces paramètres rendent l'identification de ces substances chimiques comme responsables directs d'un problème de santé en particulier, comme une crise cardiaque ou un cancer du sein. Cela complexifie la tâche des régulateurs pour fixer une limite sur ce qui serait considéré comme des niveaux d'exposition sans danger.

"La décision d'autoriser ces produits chimiques dans les aliments ne repose pas sur des preuves", déclare Ami Zota, professeure associée de sciences de la santé environnementale à l'École de santé publique Mailman de l'université Columbia à New York, qui a étudié les risques des phtalates.
Par exemple, l'un des phtalates les plus étudiés s'appelle le DEHP. Des analyses l'ont lié à une résistance à l'insuline[1], à une pression artérielle élevée[2], à des problèmes de reproduction, à la ménopause précoce et à d'autres problèmes, à des niveaux bien inférieurs aux limites fixées par les régulateurs américains et européens. Parmi les mesures prises pour pallier son action, certains fabricants l'ont remplacé par des phtalates... aux effets encore plus graves que le DEHP !

---

1. Kim JH, Park HY, Bae S, Lim YH, Hong YC, "Diethylhexyl phthalates is associated with insulin resistance via oxidative stress in the elderly: a panel study", *PLoS One*, 2013, vol. 8, n° 8, [en ligne : https://doi.org/10.1371/journal.pone.0071392]
2. Melissa Mariana, Miguel Castelo-Branco, Amadeu M. Soares, Elisa Cairrao, "Phthalates' exposure leads to an increasing concern on cardiovascular health", *Journal of Hazardous Materials*, 2023, vol. 457, [en ligne : https://doi.org/10.1016/j.jhazmat.2023.131680].

Comment les substances chimiques des plastiques se retrouvent-ils dans l'alimentation ?

ENVIRONNEMENT

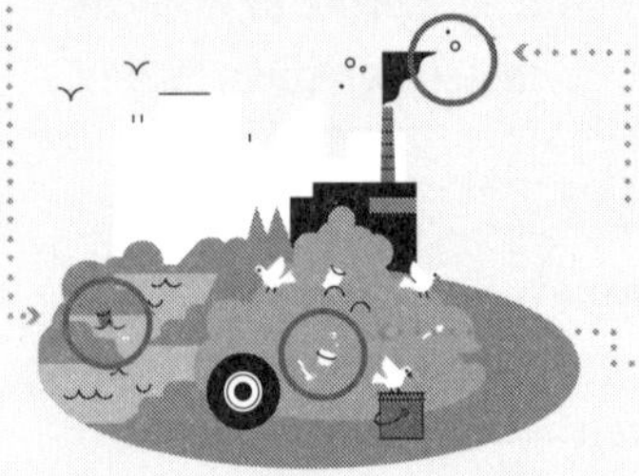

Les déchets plastiques
dans les décharges peuvent se dégrader, entraînant l'infiltration de substances chimiques dans l'eau et les sols.

L'incinération et la production
de produits plastiques peuvent libérer des substances chimiques dans l'atmosphère.

Les microplastiques
peuvent être générés pendant les phases de production, d'utilisation ou d'élimination, et se retrouver au final dans votre alimentation.

AGRICULTURE

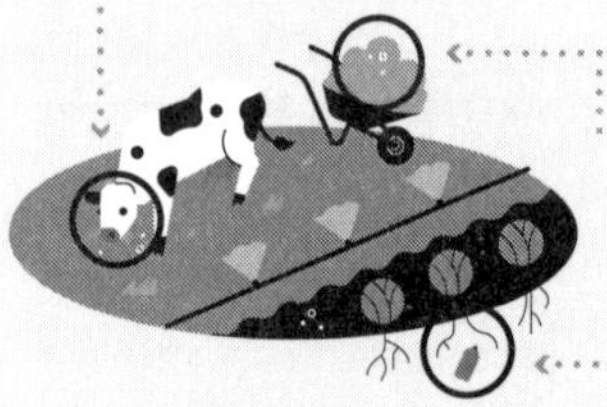

Les animaux
tels que les vaches peuvent consommer de l'eau et des plantes contaminées aux plastifiants.

Le paillage plastique
est parfois utilisé pour empêcher la croissance des mauvaises herbes, puis labouré directement dans les champs.

Les plantes
peuvent absorber les plastifiants présents dans le sol en même temps que les nutriments dont elles ont besoin pour leur croissance.

TRAITEMENT

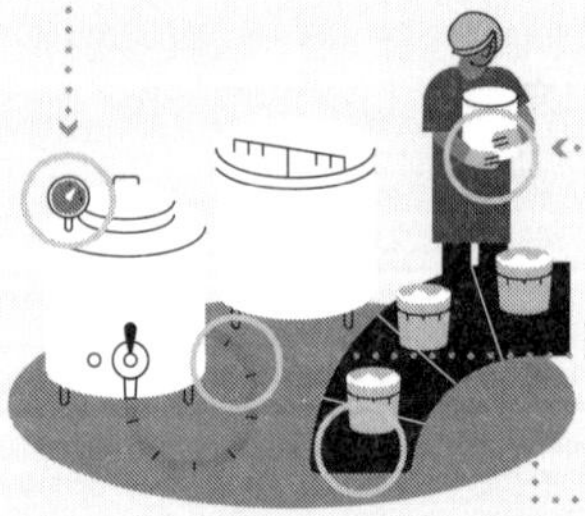

La pasteurisation
nécessite des températures élevées qui peuvent accélérer la lixiviation.

Les gants en vinyle
peuvent contenir plus d'un tiers de plastifiants en poids.

Les tuyaux flexibles en plastique
peuvent être utilisés dans le traitement du lait et des huiles.

Les tapis roulants
qui déplacent les aliments au fur et à mesure du traitement peuvent être plastifiés.

EMBALLAGE

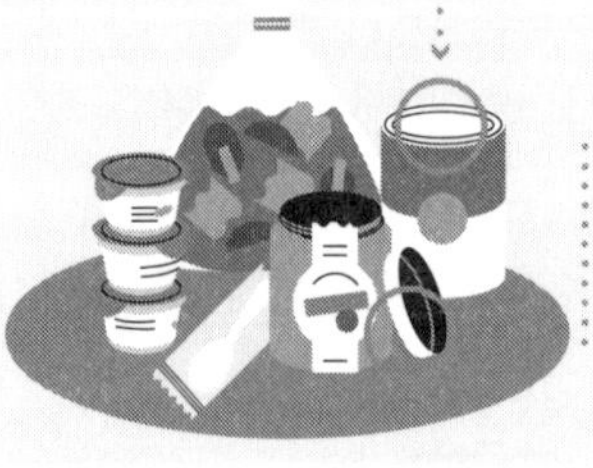

Les bisphénols
peuvent être présents dans les emballages alimentaires, y compris les boîtes de conserve.

Les plastifiants
peuvent être présents dans les emballages en plastique et les joints pour bocaux.

La préoccupation croissante concernant les risques pour la santé liés aux produits chimiques plastiques a incité les régulateurs américains à restreindre leur utilisation dans divers produits, mais pas encore dans les aliments. Par exemple, le gouvernement fédéral a interdit huit phtalates dans les jouets pour enfants. Mais, à l'exception d'une interdiction de 2012 du BPA dans les biberons (étendue en 2013 aux boîtes de conserve pour lait maternisé), il n'y a pas de limites substantielles sur les produits chimiques liés au plastique dans l'emballage ou la production alimentaire.

En France, selon la loi Climat et résilience, les emballages en polystyrène non recyclables (pots de yaourt, crèmes dessert ou encore barquettes de viande et de poisson) doivent être interdits à partir du 1er janvier 2025. Cependant, de l'aveu même du gouvernement, les industriels ne seront pas en mesure de se conformer à cette loi. C'est d'autant plus lunaire que ce matériau représente plus du tiers des emballages plastiques retrouvés dans l'environnement.
Plutôt que d'interdire immédiatement le polystyrène à usage alimentaire, le gouvernement a accordé un délai de cinq ans à l'industrie agroalimentaire et à la pétrochimie, aveuglé par les illusions du recyclage chimique.
Quand allons-nous enfin comprendre que le recyclage n'est de toute façon pas une solution pour le plastique, car il contribue à la pollution, aggravant notre exposition aux microplastiques et aux substances chimiques ?
Début 2022, les ministères de la Transition écologique et de l'Industrie, en collaboration avec l'Agence de la transition écologique (Ademe), avaient lancé un appel à projets sur le recyclage chimique, doté de 300 millions d'euros de financements publics. Si ces fonds avaient été utilisés pour permettre l'interdiction de ce poison dès 2022 ou pour développer des projets d'innovation visant à éradiquer le polystyrène, nous aurions pu faire des progrès significatifs sur le sujet. Au lieu de cela, nous avons perdu deux ans et des millions d'euros d'argent public[1].

---

1. www.francetvinfo.fr/sante/environnement-et-sante/polystyrene-le-lobbying-gagnant-des-industriels-pour-eviter-l-interdiction-des-pots-de-yaourts-et-barquettes-de-viande_6607899.html

Les règles actuelles ne limitent pas efficacement, en France et dans le monde, l'usage de ces produits chimiques dans l'emballage ou la production alimentaire.

Il est crucial que les régulateurs réévaluent ces substances, et les entreprises alimentaires devraient être tenues de fixer des objectifs pour réduire leur utilisation.
Limiter notre exposition aux phtalates n'est pas aussi simple que d'éviter certains types d'emballage, car ces produits chimiques peuvent pénétrer dans les aliments bien avant leur emballage.

L'effet papillon du PET

Les plastiques sont omniprésents autour de nous, constituant un ingrédient essentiel de notre production dans la quasi-totalité des industries actuelles.
Bien que notre vie moderne soit difficile à concevoir sans cette chimie polyvalente, les articles en plastique présentent, comme nous l'avons vu, un revers sombre à leurs caractéristiques attrayantes – leur durabilité, leur multi-usage – : leur toxicité et leur incapacité à se dégrader dans le temps.
Plus la mesure de la nature toxique et dangereuse du plastique sera plus largement acceptée, plus nous ouvrirons la porte à des solutions à l'échelle mondiale.

Le PET et ses dangers

Le polytéréphtalate d'éthylène ou PET, est un polymère thermoplastique largement utilisé dans la fabrication d'emballages, de fibres textiles et d'autres produits, comme certains composants pour l'industrie automobile. Il appartient à la famille des polyesters et est fabriqué à partir de téréphtalate d'éthylène et de glycol d'éthylène.
Ce matériau est couramment utilisé pour l'emballage de 70 % des boissons gazeuses, jus de fruits, boissons diluables et eau en bouteille. Il se distingue par sa légèreté, sa durabilité, sa sécurité alimentaire

et par une empreinte carbone plus faible par rapport à d'autres matériaux. Quel est donc le problème, me direz-vous ?
Une étude publiée en mars 2022[1], qui met en évidence la présence de microplastiques dans le sang, révèle que la moitié des échantillons contenaient des traces de PET, l'un des plastiques les plus utilisés dans le monde, notamment pour la fabrication de bouteilles en plastique et de fibres de polyester pour les vêtements. Malgré ses avantages, le PET est donc l'un des plastiques les plus préoccupants en termes de toxicité, en raison de la libération d'antimoine, un métal potentiellement cancérigène étroitement lié à l'arsenic.
Lorsque l'eau est stockée pendant de longues périodes dans des récipients en PET ou qu'il est exposé à la chaleur et à la lumière, le risque de contamination par ces substances toxiques augmente de manière significative. Les consommateurs et les chercheurs s'interrogent sur les risques associés à cette libération et cherchent à comprendre comment elle affecte la santé humaine.

LE SCANDALE DE L'EAU EN BOUTEILLE

Une étude publiée dans la revue scientifique *PNAS*[2], datant du 8 janvier 2024, révèle que l'eau des bouteilles en plastique contient jusqu'à 100 fois plus de minuscules particules de plastique que ce qui était précédemment estimé.
Les chercheurs ont adopté une nouvelle technique utilisant des lasers pour parvenir à cette conclusion, identifiant en moyenne 240 000 fragments de plastique par litre d'eau. Bien que seulement trois marques d'eau aient été testées, leurs noms n'ont pas été divulgués, car les chercheurs estiment que toutes les eaux en

1. H.A. Leslie, M. J. M. van Velzen, S.H. Brandsma, D. Vethaak, J.J. Garcia-Vallejo, M.H. Lamoree, "Discovery and quantification of plastic particle pollution in human blood", Environment International (2022), doi : https://doi.org/10.1016/j.envint.2022.107199
2. Naixin Qian, Xin Gao, Xiaoqi Lang, Huiping Deng, Teodora Maria Bratu, Qixuan Chen, Phoebe Stapleton, Beizhan Yan, Wei Min, "Rapid single-particle chemical imaging of nanoplastics by SRS microscopy", Proceedings of the National Academy of Sciences, 8 janvier 2024, [en ligne : https://doi.org/10.1073/pnas.2300582121].

bouteille plastique pourraient contenir des nanoplastiques, évitant ainsi une stigmatisation injuste.
Les résultats révèlent que chaque litre contient entre 110 000 et 370 000 particules par litre, dont 90 % de nanoplastiques, le reste étant des microplastiques.
Les microplastiques, mesurant moins de 5 000 micromètres (5 millimètres), cèdent la place aux nanoplastiques, encore plus petits, avec des dimensions inférieures à un micromètre. Leur taille minuscule permet leur pénétration dans le système sanguin, atteignant ainsi des organes cruciaux tels que le cerveau et le cœur (voir p. 95). Le type de plastique le plus fréquemment identifié dans cette étude est le nylon, probablement issu de filtres en plastique utilisés pour la purification de l'eau. Il est suivi du PET.
Cette étude souligne l'ampleur de la contamination plastique dans notre environnement et met en lumière les risques pour la santé associés à la consommation d'eau en bouteille plastique.

LE SCANDALE DES PFAS PRÉSENTS DANS L'EAU DU ROBINET

Les PFAS, ou composés perfluoroalkylés et polyfluoroalkylés, forment un groupe de substances chimiques présentes dans de nombreux produits de consommation, tels que les revêtements antiadhésifs, les textiles imperméables et les emballages alimentaires. Ces substances sont caractérisées par une faible biodégradabilité et une résistance thermique et chimique élevée, ce qui leur vaut le surnom de "polluants éternels" (voir p. 72).
Les PFAS sont liées à divers effets néfastes sur la santé humaine, englobant des problèmes de développement pendant la croissance, des perturbations hormonales, des impacts sur le système immunitaire, ainsi qu'un risque accru de développer certains types de cancer. Ainsi, l'exposition prolongée aux PFAS constitue une véritable question de santé publique.

Dans une tribune au *Monde*, un collectif de chercheurs spécialistes de l'eau a souhaité rappeler au grand public qu'il ne faudrait pas stigmatiser l'eau du robinet, car à leur sens l'alimentation contribue autant, voire plus, à l'exposition des hommes aux PFAS et que la consommation d'eau en bouteille ne leur apparaît pas comme une solution pérenne.
Mais de qui se moque-t-on ? D'un côté on dénonce enfin le danger contre lequel je mets en garde depuis plus de six ans, et de l'autre on culpabilise les consommateurs qui, pour se protéger, consomment l'eau en bouteille.
Pour ma part, je trouve cette position hypocrite. Nous devrions plutôt nous interroger sur les moyens d'éradiquer cette pollution et autres présences de substances chimiques de l'eau du robinet. Les résidus de médicaments et autres produits chimiques qui y sont présents ne sont même pas mentionnés dans cette tribune.
Le problème n'est pas l'eau en bouteille, mais l'eau minérale commercialisée dans du plastique ! Avec mon organisation No More Plastic Foundation, nous insistons également sur la nécessité de faire évoluer les outils réglementaires pour limiter au maximum la dispersion des PFAS dans l'environnement, les stations d'épuration n'ayant pas été conçues pour éliminer ces molécules.
On ne risque pas de trouver ce qu'on ne cherche pas. L'absence d'études épidémiologiques approfondies rend difficile la détermination des niveaux de concentration au-delà desquels des conséquences sur la santé humaine peuvent survenir. Ce manque de données empêche les autorités d'établir des seuils réglementaires précis, poussant certains pays à préconiser l'application du principe de précaution "Alara" ("As Low as Reasonably Achievable", c'est-à-dire "aussi bas que raisonnablement possible"). La directive 2020/2184 de l'Union européenne, portant sur la qualité des eaux destinées à la consommation humaine, a été révisée pour inclure vingt PFAS, fixant une concentration maximale cumulée de 0,10 microgramme par litre dans les eaux destinées à la consommation. Transposée en droit français en décembre 2022, cette directive impose l'intégration des PFAS dans les analyses sanitaires de l'eau de consommation d'ici à 2026, pour les

ressources où leur présence a déjà été identifiée depuis le 1er janvier 2023. Bien que cela puisse sembler apporter une certaine assurance, la question se pose quant à la nécessité d'une analyse systématique de toutes les eaux destinées à la consommation.
Ces mesures sont considérées comme très coûteuses, mais notre sécurité et notre santé n'ont-elles pas de prix ?

Depuis des années, contrairement à de nombreuses autres organisations environnementales, je ne souhaite pas recommander l'eau du robinet en l'état, notamment car je sais qu'elle est dangereuse dans plusieurs régions de France et pour diverses raisons dans de nombreux pays dans le monde.
La solution réside donc bien dans l'eau minérale qui devrait évoluer pour devenir accessible à tous. L'État devrait veiller à cette ressource essentielle et faire en sorte qu'une partie de l'eau minérale soit allouée à ses concitoyens, et en insistant également sur l'urgence de ne plus commercialiser l'eau minérale dans des contenants en plastique, la rendant de fait dangereuse pour la santé. Des lois en ce sens devraient être votées en urgence dans le cadre de la santé publique, d'autant plus que de nombreuses eaux minérales sont vendues aujourd'hui dans du plastique à des nouveau-nés, sans aucune contre-indication ou avertissement clair sur les bouteilles.
Afin de pallier le coût élevé des mesures curatives pour éliminer les PFAS définitivement de l'eau, il est essentiel de prioriser des actions en amont, en restreignant, en surveillant et en interdisant rapidement l'utilisation de ces composés non essentiels. Ainsi qu'en renforçant la réglementation et les contrôles pour minimiser les rejets dans l'eau[1].

En février 2024, des chercheurs de l'université médicale de Guangzhou en Chine ont présenté, dans les *Environmental Science & Technology*

1. Tribune publiée dans Le Monde du 6 décembre 2023, "Pour protéger la qualité de l'eau potable en France, les outils réglementaires doivent évoluer rapidement". https://www.lemonde.fr/idees/article/2023/12/06/pour-proteger-la-qualite-de-l-eau-potable-en-france-les-outils-reglementaires-doivent-evoluer-rapidement_6204217_3232.html].

Letters[1], une méthode étonnante de simplicité pour réduire drastiquement la quantité de micro- et nanoplastiques dans l'eau que nous buvons.
Leur solution consiste simplement à faire bouillir l'eau.
Les chercheurs ont mené leurs expériences avec de l'eau dure, qui est riche en minéraux, notamment en sels de calcium et de magnésium. Lorsqu'on fait bouillir cette eau, elle tend à former du calcaire naturellement. Ils ont observé que le carbonate de calcium ainsi formé crée des structures cristallines qui encapsulent les micro- et nanoplastiques. Il suffit ensuite de retirer les accumulations de calcaire chargées en MNP et de filtrer l'eau avec un simple filtre à café pour éliminer les particules restantes.
Selon les chercheurs, cinq minutes d'ébullition d'une eau dure contenant 300 milligrammes de carbonate de calcium par litre permettent d'éliminer 90 % des MNP flottants. Même avec une eau contenant seulement 60 milligrammes de carbonate de calcium par litre, l'ébullition permet d'éliminer environ 25 % des micro- et nanoplastiques. Ces résultats sont prometteurs, surtout sachant que la concentration optimale pour la consommation de l'eau se situe entre 80 et 100 milligrammes de carbonate de calcium par litre.

Comment se protéger du PET ?

Face à ces défis, il est impératif de réévaluer notre dépendance à l'égard du PET et d'explorer des alternatives plus respectueuses de l'environnement pour les emballages de nos boissons et la fabrication de nos textiles.

> Nous appelons à un débat éclairé sur la place du PET dans notre société moderne et sur la manière de minimiser ses effets négatifs sur la santé humaine et sur l'environnement.

1. *Environmental Science & Technology Letters* Cite this : *Environ. Sci. Technol. Lett.* 2024, 11, 3, 273–279 – https://doi.org/10.1021/acs.estlett.4c00081 Published February 28, 2024

L'une des mesures préventives consiste à éviter de laisser de l'eau dans des bouteilles en PET pendant de longues périodes, en particulier dans des conditions où elles sont exposées à la chaleur ou à la lumière directe du soleil. Cela dit, il est tout aussi crucial de se demander pourquoi des avertissements ne sont pas présents sur ces bouteilles pour alerter les consommateurs des dangers potentiels de la consommation d'eau dans des bouteilles en plastique, surtout pendant les vagues de chaleur.

Le recyclage du PET : une fausse bonne idée

Le PET est souvent considéré comme l'un des plastiques les plus “recyclables”. De nombreuses bouteilles en PET sont collectées, traitées et recyclées dans une filière industrielle dédiée. Cependant, l'efficacité du recyclage suscite des questions.
Une grande partie du PET recyclé est utilisée pour la production de textiles, principalement des vêtements en polyester ou des sneakers. Le recyclage du PET contribue-t-il réellement à la réduction des déchets plastiques ? Bien sûr que non, il contribue à la diffusion de micro- et nanoplastiques (voir p. 174).

Pourquoi le PET est-il toujours largement utilisé par les industriels ? En raison de sa polyvalence, de sa légèreté et de sa résistance aux chocs, ce qui en fait un matériau idéal pour de nombreuses applications, dont les emballages alimentaires ou les bouteilles d'eau.
Savent-ils qu'ils mettent en danger la santé de leurs consommateurs dans certaines conditions ?
En réponse à ces accusations, l'industrie plastique soutient d'ailleurs que plutôt que de cesser d'utiliser le PET, la solution réside dans la sensibilisation aux risques et l'adoption de pratiques sûres, telles que ne pas laisser de l'eau dans des bouteilles en PET pendant de longues périodes, ne pas exposer le plastique à la chaleur excessive, comme le laisser au soleil, et de recycler correctement les bouteilles pour réduire la demande de nouveaux plastiques et minimiser ainsi les déchets.
Pensez-vous vraiment que parmi les déchets en mer, nous n'avons pas de produits en plastique recyclé ? Ce sont des pratiques fallacieuses qui n'ont pour seul but que de servir à préserver le business du plastique recyclé, qui dépend en grande partie aujourd'hui du PET.

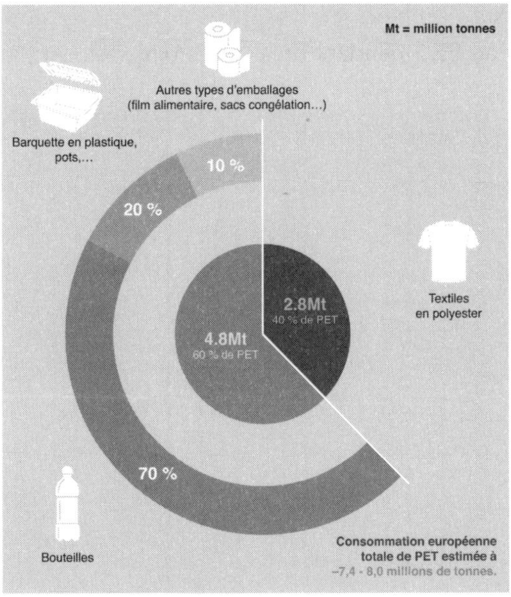

Pratiquement tout le polyester recyclé dans les vêtements provient non pas de vêtements recyclés, mais de bouteilles en plastique PET.

L'IMPACT DU PLASTIQUE SUR LA SANTÉ HUMAINE

Rolf Halden, professeur agrégé à la School of Sustainable Engineering et à l'Arizona State University, a étudié les effets néfastes des plastiques sur les humains et a jusqu'à présent conclu qu'il est presque impossible de déterminer le contour exact des effets des plastiques sur la santé humaine.

Cela tient au fait que le problème de la contamination plastique chez l'homme est globalement répandu : il n'y a plus de sujets non exposés. Cela étant dit, il est évident que les produits chimiques ne sont pas sains pour les humains[1].

1. Rolf Haden, "Impact of plastics on human health and ecosystems", Arizona State University, 2010, [en ligne : https://www.news-medical.net/news/20100320/Impact-of-plastics-on-human-health-and-ecosystems.aspx].

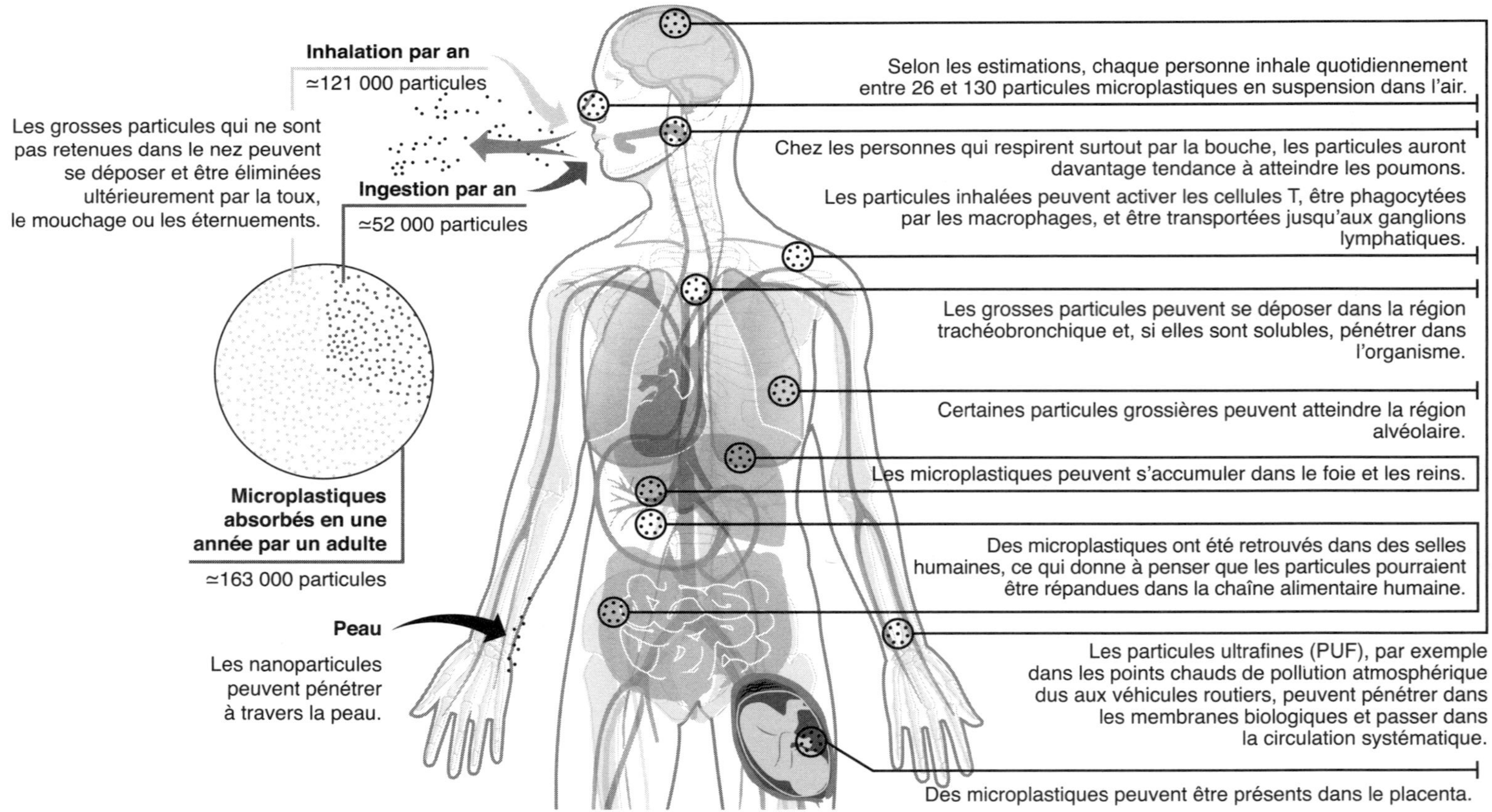

Sources : PNEU 2021, adapté de Jambeck *et al.* 2018 ; Plastics Europe 2019 ; Gever 2020

Exposition humaine aux particules micro- et nanoplastiques

Le plastique est dangereux de bien des manières, et notamment en raison des substances chimiques toxiques utilisées dans sa production.

Les effets du plastique sur notre corps

Nous l'avons vu, l'exposition au plastique en général, et à ses micro- et nanoparticules en particulier, est inévitable. Que ce soit en respirant, en buvant, en ingérant ou par simple contact avec la peau, ces particules invisibles à nos yeux pénètrent notre corps silencieusement... et insidieusement.

Ce qui se passe une fois qu'ils pénètrent dans notre corps est une question qui inquiète un nombre croissant de scientifiques et de cliniciens, car **des données de plus en plus nombreuses suggèrent que les microplastiques affectent la biologie humaine**.

De très nombreuses études ont montré que les plastiques libèrent des produits chimiques qui peuvent avoir des effets sur les hormones (les perturbateurs endocriniens)[1].

Voici les effets néfastes que l'on constate sur nos organes.

Les poumons

Chaque inspiration que nous prenons, censée nous revitaliser, comporte maintenant une dose d'éléments synthétiques. La pollution plastique est aujourd'hui aussi une pollution de l'air. Nos poumons, conçus pour filtrer l'air pur, sont maintenant menacés par ces particules minuscules.

Parmi les principaux coupables responsables de la pollution de l'air, on trouve des polluants tels que les particules fines (PM), le dioxyde d'azote (NO_2), l'ozone (O_3) et le dioxyde de soufre (SO_2). Malheureusement, les particules fines de nanoplastiques ne sont pas encore contrôlées lorsqu'on parle de qualité de l'air. Elles le seront dans le futur... et les résultats sont à redouter. En effet, les taux de

1. Barceló, D., Picó, Y., & Alfarhan, A. H. (2023). Microplastics : Detection in human samples, cell line studies, and health impacts. *Environmental Toxicology and Pharmacology*, *104*, 104204. https://doi.org/10.1016/j.etap.2023.104204

plastique que nous inhalons sont, selon les premiers constats, des plus alarmants[1].

Respirer de l'air pollué sur une longue période peut avoir des conséquences graves sur la santé de nos poumons. Cela peut entraîner divers problèmes respiratoires, notamment l'asthme et la bronchopneumopathie chronique obstructive (BPCO), ou, à long terme, un cancer pulmonaire dû à l'inhalation de gaz toxiques ou de nanoparticules.

Lorsque les femmes sont exposées à une forte pollution de l'air pendant leur grossesse, cela peut augmenter le risque que leur bébé développe de l'asthme plus tard dans sa vie. La fragilité des poumons en développement peut être exacerbée par ces conditions environnementales nocives. Il est donc crucial de prendre des mesures pour réduire l'exposition à la pollution de l'air, en particulier pendant la grossesse.

La pollution de l'air peut également rendre les infections pulmonaires plus probables. Les particules fines (PM) peuvent pénétrer profondément dans les voies respiratoires, causant une irritation et donc un terrain propice à des infections telles que la bronchite et la pneumonie. Ces affections respiratoires sont douloureuses, invalidantes, et peuvent avoir des conséquences à long terme sur la santé pulmonaire. De plus, l'inhalation de particules fines est fortement associée au cancer du poumon.

Il est impératif de prendre des mesures pour réduire l'exposition à ces particules nocives, telles que l'adoption de normes plus strictes en matière de qualité de l'air et l'utilisation de masques filtrants, fabriqués sans plastique, lorsque l'air est fortement pollué. Il est également essentiel d'être sensibilisé à ce phénomène et d'agir pour réduire la pollution de l'air, tant au niveau collectif qu'individuel.

1. Karine Durand, "Le taux de plastique dans l'air que nous respirons est affolant", *Futura*, décembre 2022, [en ligne : www.futura-sciences.com/planete/actualites/pollution-plastique-taux-plastique-air-nous-respirons-affolant-81512/].

Les réglementations gouvernementales, les innovations technologiques et les pratiques respectueuses de l'environnement peuvent tous contribuer à améliorer la qualité de l'air que nous respirons.

Le sang

Nos veines, qui transportent la vie et l'oxygène à travers notre corps, sont maintenant les canaux d'une invasion silencieuse. Les microplastiques, invisibles à l'œil nu, circulent librement, empoisonnant la pureté de ce fluide vital. Les microplastiques semblent contaminer le sang humain par le biais des muqueuses, par inhalation ou par ingestion. L'étude publiée en mars 2022[1] dans *Environment International* a révélé que des microplastiques ont été détectés dans le sang de 77 % des participants, démontrant pour la première fois que ces particules peuvent circuler dans le corps humain. Les principaux types de plastiques trouvés étaient le polyéthylène téréphtalate (PET), le polystyrène et le polyéthylène. Cette étude pionnière, dirigée par des chercheurs de l'université Vrije d'Amsterdam, a ouvert la voie à de nombreuses autres recherches démontrant que le corps humain est contaminé par ces microparticules.

Les microplastiques peuvent s'accrocher aux membranes externes des globules rouges et limiter leur capacité à transporter l'oxygène[2].

Il y a encore deux ans, le devenir des microplastiques circulant dans notre sang était largement méconnu. Cependant, depuis cette étude,

1. H.A. Leslie, M. J. M. van Velzen, S.H. Brandsma, D. Vethaak, J.J. Garcia-Vallejo, M.H. Lamoree, "Discovery and quantification of plastic particle pollution in human blood", *Environment International*, 2022, [en ligne : https://doi.org/10.1016/j.envint.2022.107199].
2. Jean-Baptiste Fleury, Vladimir A. Baulin, "Micropastics destabilize lipid membranes by mechanical stretching", *PNAS*, juillet 2021, vol. 118, n° 32, [en ligne : https://doi.org/10.1073/pnas.2104610118].

il a été démontré qu'ils peuvent atteindre et s'accumuler dans les organes, créant ainsi un véritable risque pour la santé.

Le cœur

Cet organe, symbole de vie, n'est malheureusement pas épargné par la contamination plastique. En juillet 2023, des scientifiques ont publié une petite étude pilote[1] démontrant que les microplastiques sont présents dans plusieurs types de tissus cardiaques humains, ce qui confirme leur présence dans notre sang.
Les nanoplastiques, par leur taille minuscule, ont donc la capacité de traverser les barrières biologiques et de s'accumuler jusque dans le cœur, menaçant son fonctionnement optimal. La présence de ces particules dans un organe aussi vital soulève des préoccupations graves sur les conséquences potentielles à long terme de la pollution plastique sur notre santé cardio-vasculaire.

Le cerveau et le système nerveux

L'organe qui nous définit, qui façonne nos pensées, nos émotions et nos souvenirs, est maintenant aussi le terrain de ces envahisseurs. D'après une étude de mars 2023, de minuscules particules de polystyrène peuvent être détectées dans le cerveau deux heures après ingestion[2].

Les implications de ces plastiques dans notre cerveau sont encore méconnues, mais très préoccupantes, car malgré la barrière hémato-encéphalique censée protéger notre cerveau, ces particules de plastiques y sont observées.

Cette infiltration des microplastiques dans le tissu cérébral a été associée à une diminution de la protéine acide fibrillaire gliale (GFAP),

---

1. Yunxiao Yang, Enzehua Xie, Zhiyong Du, Zhan Peng, Zhongyi Han, Linyi Li, Rui Zhao, Yanwen Qin, Mianqi Xue, Fengwang Li, Kun Hua, and Xiubin Yang, "Detection of Various Microplastics in Patients Undergoing Cardiac Surgery", *Environmental Science & Technology*, 2023, vol. 57, n° 30, pp. 10911-10918, [en ligne : 10.1021/acs.est.2c07179].
2. Kopatz V, Wen K, Kovács T, Keimowitz AS, Pichler V, Widder J, Vethaak AD, Hollóczki O, Kenner L. Micro- and Nanoplastics Breach the Blood–Brain Barrier (BBB) : Biomolecular Corona's Role Revealed. *Nanomaterials*. 2023 ; 13(8) : 1404. https://doi.org/10.3390/nano13081404

qui joue un rôle important dans de nombreux processus cellulaires cérébraux. Cette baisse de la GFAP est liée aux premiers stades de certaines maladies neurodégénératives, dont la maladie d'Alzheimer et la dépression. Ainsi, cette découverte souligne le rôle des microplastiques dans la genèse d'un terrain inflammatoire, susceptible de contribuer aux pathologies de dégénérescence. De même, certains des composés chimiques du plastique ont été associés à des effets neurotoxiques dans des études sur les animaux : ils peuvent perturber le fonctionnement du système nerveux, provoquant des anomalies dans le développement neurologique, des troubles de l'apprentissage et du comportement, ainsi que d'autres effets indésirables. Pendant la "minipuberté", qui survient dans les deux premières semaines suivant la naissance, un pic hormonal est sécrété par les neurones GnRH, signalant à l'organisme que la naissance s'est bien passée et permettant la poursuite du développement des organes reproducteurs et du cerveau.

Les perturbateurs endocriniens, des produits chimiques présents dans les plastiques et imitant les hormones naturelles, peuvent perturber ce processus crucial. Selon une étude menée par Vincent Prévot de l'Inserm, ces perturbateurs peuvent empêcher l'intégration des neurones GnRH avec les astrocytes, perturbant ainsi le développement normal des fonctions reproductives et cérébrales. L'exposition précoce à des substances comme le bisphénol A (BPA) a montré qu'elle pouvait empêcher la communication adéquate entre ces cellules, retardant la "minipuberté" et affectant les fonctions de reproduction et le développement cérébral chez l'enfant[1].

Le lien entre pollution plastique et lésions nerveuses et cérébrales est un domaine de recherche émergent. Des études supplémentaires sont nécessaires pour comprendre pleinement les mécanismes sous-jacents et les conséquences pour la santé

1. "How endocrine disruptors affect brain development" by Vincent Prevot – January 6, 2022. En ligne : https://www.polytechnique-insights.com/en/columns/health-and-biotech/how-endocrine-disruptors-affect-brain-development/

humaine. Il n'existe pas encore de consensus scientifique solide sur l'ampleur des risques pour la santé liés à la pollution plastique. Pour autant, il ne faut l'ignorer, et étant donné les inquiétudes croissantes, il est sage de continuer à surveiller les développements scientifiques et de prendre des mesures pour réduire l'utilisation de plastique et minimiser l'exposition à ces produits chimiques toxiques.

Le foie

Le foie est un organe vital pour la détoxification du corps, et il peut être vulnérable aux substances toxiques. Certains produits chimiques présents dans le plastique peuvent être métabolisés par le foie, et une exposition prolongée à ces composés peut entraîner des dommages hépatiques, augmentant le risque de cancer du foie.

Une étude[1] datant de juillet 2022 a détecté des microplastiques pour la première fois dans des foies humains.
Ces découvertes suggèrent que ces particules peuvent causer des dommages cellulaires et de l'inflammation, ce qui pourrait augmenter le risque de cancer du foie.

Les reins

Le rôle principal des reins est la filtration du sang et la production de l'urine. Les microplastiques qui polluent l'eau potable, les aliments, l'air que nous respirons et même maintenant notre sang peuvent s'accumuler dans les reins, provoquant des lésions rénales à long terme et un dysfonctionnement.
Les problèmes de santé liés à la pollution plastique, tels que l'inflammation, le stress oxydatif et la perturbation hormonale, peuvent également affecter la santé rénale. Par exemple, une inflammation chronique peut contribuer à l'apparition de maladies rénales.

1. "Microplastics detected in cirrhotic liver tissue" – Thomas Horvatits, Matthias Tamminga, Beibei Liu, Marcial Sebode, Antonella Carambia, Lutz Fischer et al. Published : July 11, 2022. DOI : https://doi.org/10.1016/j.ebiom.2022.104147

Des études ont démontré que l'exposition aux microplastiques provoque du stress oxydatif, de l'inflammation et des lésions rénales, notamment en activant des voies de signalisation comme NF-κB (nuclear factor-kappa B), qui joue un rôle clé dans les réponses inflammatoires et le stress du réticulum endoplasmique[1].

Il est important de noter que la recherche sur le lien spécifique entre la pollution plastique et les maladies rénales est encore en cours. Cependant, il existe des inquiétudes légitimes concernant les effets potentiels de la pollution plastique sur la santé rénale.
Pour minimiser les risques pour la santé liés à la pollution plastique, il est essentiel de réduire l'utilisation de plastique et de cesser le recyclage de ce matériau toxique (voir p. 172).
Des réglementations environnementales strictes sont également nécessaires pour prévenir la pollution plastique et protéger la qualité de l'eau, de l'air et de l'environnement, prenant en compte les contrôles sur le niveau des microplastiques.

La salive

Des recherches publiées en janvier 2022[2] ont montré que des microplastiques peuvent être présents dans la salive humaine. Les résultats de cette étude ont montré que 21 types de microplastiques ont été identifiés, le polyuréthane étant dominant, suivi du polyester, du polyéthylène chloré et du vernis alkyde, représentant 78,36 % du total des microplastiques. La plupart des microplastiques aspirés détectés mesurent moins de 500 micromètres.
Ces découvertes confirment que les microplastiques peuvent pénétrer notre organisme par ingestion et par inhalation.

---

1. "Polystyrene microplastics induced nephrotoxicity associated with oxidative stress, inflammation, and endoplasmic reticulum stress in juvenile rats" Wanzhen Wang, Jiafu Guan, Yueying Feng, Liju Nie, Yuanyuan Xu, Hengyi Xu, Fen Fu Front. Nutr., 06 January 2023 – Sec. Nutrition and Food Science Technology – Volume 9 – 2022 | https://doi.org/10.3389/fnut.2022.1059660
2. *Environ. Sci. Technol.* 2022, 56, 4, 2476–2486 https://doi.org/10.1021/acs.est.1c03859 Published January 24, 2022.

Le placenta

Le lieu le plus sacré, où la vie commence, n'est plus épargné non plus. Les nanoplastiques ont pénétré l'enceinte protégée du placenta, mettant potentiellement en danger la vie naissante. C'est un symbole choquant de l'étendue de la contamination.

La première étude mettant en évidence la preuve de microplastiques dans le placenta humain date de janvier 2021[1].

Elle a été menée en recueillant six placentas auprès de femmes volontaires qui n'ont pas eu de complications pendant leur grossesse. Ils les ont ensuite analysés avec une technique de microspectroscopie extrêmement fine qui permet de détecter les microplastiques. Les résultats ont révélé la présence de 12 fragments de microplastiques dont la taille variait de 5 à 10 micromètres, soit dix fois plus petit que le diamètre d'un cheveu, dans quatre placentas, aussi bien du côté du fœtus que du côté maternel.

Comment sont-ils arrivés là ? Les chercheurs ont observé que ces particules étaient de couleurs variées telles que le rouge, le bleu, l'orange et le rose : ils pensent qu'elles pourraient provenir d'emballages, de peintures, de produits d'hygiène et de cosmétiques utilisés par les futures mamans pendant la grossesse.

La préoccupation majeure ? La toute petite taille de ces microplastiques qui fait qu'ils ont la capacité de passer dans le sang. Le directeur du département d'obstétrique et de gynécologie à l'hôpital Fatebenefratelli de Rome, Antonio Ragusa, qui a dirigé l'étude, a comparé cette situation à celle d'un “bébé cyborg”, composé à la fois d'entités biologiques et inorganiques.

1. Antonio Ragusa, Alessandro Svelato, Criselda Santacroce, Piera Catalano, Valentina Notarstefano, Oliana Carnevali, Fabrizio Papa, Mauro Ciro Antonio Rongioletti, Federico Baiocco, Simonetta Draghi, Elisabetta D'Amore, Denise Rinaldo, Maria Matta, Elisabetta Giorgini, “Plasticenta: First evidence of microplastics in human placenta”, *Environment International*, 2021, vol. 146, [en ligne : https://doi.org/10.1016/j.envint.2020.106274].

Selon une autre étude américaine datant de février 2024, sur 62 placentas testés, 100 % étaient contaminés par la présence de microplastiques dans l'organisme[1].

Des particules de microplastqiues ont été trouvées dans les placentas de femmes enceintes et, on sait qu'elles traversent rapidement les poumons pour atteindre le cœur, le cerveau et d'autres organes des fœtus[2].
Les bébés sont particulièrement vulnérables à cette pollution, car ils n'ont pas un système immunitaire entièrement développé et sont dans une phase très importante de leur développement cérébral.
En comparant les échantillons de selles entre les bébés et les adultes, les scientifiques ont trouvé jusqu'à 15 fois plus de microplastiques chez les bébés[3].

PHTALATES ET NAISSANCES PRÉMATURÉES

Selon une étude américaine publiée en février 2024 dans la revue *The Lancet*[4], une naissance prématurée sur dix aux États-Unis

1. Marcus A Garcia, Rui Liu, Alex Nihart, Eliane El Hayek, Eliseo Castillo, Enrico R Barrozo, Melissa A Suter, Barry Bleske, Justin Scott, Kyle Forsythe, Jorge Gonzalez-Estrella, Kjersti M Aagaard, Matthew J Campen, Quantitation and identification of microplastics accumulation in human placental specimens using pyrolysis gas chromatography mass spectrometry, *Toxicological Sciences*, Volume 199, Issue 1, May 2024, Pages 81–88, https://doi.org/10.1093/toxsci/kfae021
2. Sara B. Fournier, Jeanine N. D'Errico, Derek S. Adler, Stamatina Kollontzi, Michael J. Goedken, Laura Fabris, Edward J. Yurkow and Phoebe A., “Stapleton Nanopolystyrene translocation and fetal deposition after acute lung exposure during late-stage pregnancy”, *Particle and Fibre Toxicology*, 2020, [en ligne : https://doi.org/10.1186/s12989-020-00385-9].
3. *Environ. Sci. Technol. Lett.* 2021, 8, 11, 989–994 – https://doi.org/10.1021/acs.estlett.1c00559 – Published September 22, 2021.
4. Leonardo Trasande, Morgan E nelson, Akram Alshawabkeh, Emily S Barrett, Jessie P Buckley, Dana Dabelea, *et al.*, “Prenatal phthalate exposure and adverse birth outcomes in the USA: a prospective analysis of births and estimates of attributable burden and costs”, *The Lancet*, 7 février 2024, vol. 8, n° 2, E74-E85, [en ligne : https://doi.org/10.1016/S2542-5196(23)00270-X].

est attribuée à l'exposition des femmes enceintes à des produits chimiques contenus dans les plastiques du quotidien, et il est probable que cette tendance soit similaire dans le reste du monde.
Pour parvenir à cette conclusion, les chercheurs ont analysé les niveaux de phtalates dans l'urine de plus de 5 000 femmes enceintes aux États-Unis en 2018. Les résultats ont montré que les 10 % de femmes présentant les taux de phtalates les plus élevés avaient un risque accru de 50 % d'accoucher prématurément.
En extrapolant ces résultats à l'ensemble des États-Unis pour l'année 2018, les chercheurs estiment que 56 600 naissances prématurées pourraient être attribuées à l'exposition aux phtalates, soit environ 10 % de toutes les naissances prématurées. La prématurité pouvant entraîner des problèmes de santé, les chercheurs ont évalué les coûts médicaux et sociaux des naissances prématurées liées aux phtalates, les estimant à une fourchette allant de 1,6 à 8,1 milliards de dollars.
Même si cette étude a été menée aux États-Unis, la prévalence mondiale des phtalates conduit les scientifiques à estimer que 5 à 10 % des naissances prématurées dans le monde, y compris en France, pourraient être associées à ces composés chimiques.
Selon cette nouvelle étude, plus des trois quarts de l'exposition aux phtalates proviennent des plastiques. Les phtalates, des produits chimiques utilisés pour rendre les plastiques plus flexibles, sont couramment trouvés dans de nombreux biens de consommation, y compris les emballages alimentaires, les jouets et les produits de soins personnels (voir p. 78).
Malgré cela, les producteurs de plastique ne supportent pas les coûts des effets sur la santé, laissant ainsi les conséquences des naissances prématurées sans réponse.
De plus, il n'existe pas de campagnes de sensibilisation nationales pour informer les femmes enceintes des risques et des mesures de protection contre cette exposition. Qu'attendons-nous ?

Le côlon

Diverses études ont mis en évidence la présence de microplastiques dans le côlon, suscitant ainsi des inquiétudes quant à leurs effets sur la santé, y compris un risque accru de cancer colorectal. Ces particules pourraient interférer avec la fonction protectrice du mucus colique, augmentant ainsi l'exposition aux agents pathogènes et aux toxines, ce qui favoriserait l'inflammation et pourrait conduire au développement de cancers[1]. Par ailleurs, la présence de microplastiques dans le côlon durant la grossesse est devenue une préoccupation majeure en raison des risques qu'elle pourrait représenter pour la santé. Les recherches indiquent que l'exposition aux microplastiques pendant cette période cruciale peut influencer le développement fœtal et être associée à diverses anomalies chez les nouveau-nés, telles que des problèmes de poids à la naissance et des impacts sur leur développement[2].

Les seins, le lait maternel

L'évidence des microplastiques dans le lait maternel humain, couplée à la découverte précédente de ces microparticules dans le placenta humain, représente une grande préoccupation, car elle impacte la population extrêmement vulnérable des nourrissons. En effet, les produits chimiques potentiellement contenus dans les aliments, les boissons et les produits de soins personnels consommés par les mères allaitantes peuvent être transférés aux bébés, exerçant un effet toxique. Les scientifiques de cette découverte publiée en juin 2022 ont prélevé des échantillons de lait maternel chez 34 nouvelles mères une semaine après leur accouchement à Rome. Après avoir testé le lait maternel, ils ont découvert que 26 des 34 échantillons – soit un impressionnant 75 % – contenaient des microplastiques[3].
Bien que les scientifiques aient conclu que les microplastiques les plus "abondants" étaient le polyéthylène, le PVC et le polypropylène

1. Cetin, Meltem & Demirkaya, Fatma & Kilic Baygutalp, Nurcan & Ceylan, Onur & Yildirim, Serkan & Eser, Gizem & Gul, Halise. (2023). Higher number of microplastics in tumoral colon tissues from patients with colorectal adenocarcinoma. Environmental Chemistry Letters. 21. 10.1007/s10311-022-01560-4.
2. Sharma, Raj & Kumari, Usha & Kumar, Sudhir. (2024). Impact of Microplastics on Pregnancy and Fetal Development : A Systematic Review. Cureus. 16. 1-9.
3. Ragusa A, Notarstefano V, Svelato A, Belloni A, Gioacchini G, Blondeel C, Zucchelli E, De Luca C, D'Avino S, Gulotta A, et al. Raman Microspectroscopy Detection and Characterisation of Microplastics in Human Breastmilk. *Polymers*. 2022 ; 14(13) : 2700. https://doi.org/10.3390/polym14132700

– tous présents dans les emballages –, ils ont également constaté que les mères variaient en âge, utilisation des produits de soins personnels contenant des composés plastiques et consommation de poissons/fruits de mer, boissons et aliments dans des emballages plastiques. En d'autres termes, les 26 mères étaient toutes exposées aux microplastiques indépendamment de leur comportement.

Malgré cette découverte, l'allaitement est recommandé, en raison de ses nombreux avantages pour la santé des bébés. D'autant que des études ont montré que l'exposition chez les nourrissons nourris avec du lait préparé dans des biberons en PP peut atteindre jusqu'à 3 millions de MP par jour.

Une étude publiée en novembre 2020 dans *Nature Food*[1] a révélé que les biberons en polypropylène peuvent libérer jusqu'à 16 millions de particules de microplastiques par litre de lait préparé, surtout lorsque le lait est chauffé à haute température. Cette libération de microplastiques est particulièrement prononcée lors de la stérilisation et de l'exposition à l'eau chaude, ce qui est souvent recommandé pour assurer l'hygiène des biberons.

Le pénis et les testicules

Des scientifiques ont découvert pour la première fois des microplastiques, principalement du polyéthylène téréphtalate (PET) et du polypropylène (PP), dans des pénis humains.

Cette découverte provient d'échantillons de tissu pénien prélevés sur cinq hommes différents, selon une étude publiée le 19 juin 2024 dans l'IJIR (*International Journal of Impotence Research*) : *Your Sexual Medicine Journal*[2].

---

1. "Microplastic release from the degradation of polypropylene feeding bottles during infant formula preparation" Dunzhu Li, Yunhong Shi, Luming Yang, Liwen Xiao, Daniel K. Kehoe, Yurii K. Gun'koJohn J. Boland and Jing Jing Wang – NATURE FOOD | VOL 1 | NOVEMBER 2020 | 746–754 https://doi.org/10.1038/s43016-020-00171-y

2. Codrington, J., Varnum, A.A., Hildebrandt, L. *et al.* Detection of microplastics in the human penis. *Int J Impot Res* (2024). https://doi.org/10.1038/s41443-024-00930-6 – Published19 June 2024 – DOI : https://doi.org/10.1038/s41443-024-00930-6

Le principal auteur de l'étude, Ranjith Ramasamy, un expert en urologie reproductive à l'université de Miami, a expliqué à CNN qu'il avait basé ses recherches sur une étude précédente ayant trouvé des microplastiques dans le cœur humain, car le pénis est un organe "très vasculaire", tout comme le cœur.
Les échantillons ont été prélevés sur des participants diagnostiqués avec un dysfonctionnement érectile (DE) et hospitalisés pour subir une chirurgie d'implant pénien à l'université de Miami entre août et septembre 2023. Les chercheurs ont identifié 16 types différents de polymères microplastiques dans des échantillons contemporains et archivés.
Davantage de recherches sont maintenant nécessaires pour enquêter sur les liens potentiels entre les microplastiques et le dysfonctionnement érectile, et pour identifier les niveaux pouvant causer des pathologies.
En mai 2024, une autre étude[1] coécrite par le toxicologue Matthew J. Campen avait révélé que les testicules humains contiennent des microplastiques et des nanoplastiques à des niveaux plus élevés que ceux trouvés dans les testicules des animaux et les placentas humains. Cette étude avait testé 23 testicules préservés de cadavres de mâles âgés de 16 à 88 ans au moment de leur mort, comparant les niveaux de 12 types différents de plastiques avec ceux trouvés dans 47 testicules de chiens.
Des microplastiques ont été retrouvés chez chacun des testicules canins et humains ayant participé à l'étude, sans exception.
"Les niveaux de fragments de microplastiques et les types de plastiques **dans les testicules humains étaient trois fois plus élevés que ceux trouvés chez les chiens**, et les chiens mangent par terre", a déclaré Campen lors de la publication de l'étude.
Les résultats de ces recherches devraient nous alarmer quant à la présence omniprésente de microplastiques dans le système reproducteur mâle des humains (mais aussi des canins), avec des conséquences potentielles sur la fertilité masculine.

1. Chelin Jamie Hu, Marcus A Garcia, Alexander Nihart, Rui Liu, Lei Yin, Natalie Adolphi, Daniel F Gallego, Huining Kang, Matthew J Campen, Xiaozhong Yu, Microplastic presence in dog and human testis and its potential association with sperm count and weights of testis and epididymis, *Toxicological Sciences*, Volume 200, Issue 2, August 2024, Pages 235–240, https://doi.org/10.1093/toxsci/kfae060

Le sperme

La vraie question est de savoir comment les microplastiques se rendent jusqu'aux spermatozoïdes ou jusqu'au sperme.
Une étude italienne, dirigée par Luigi Montano[1], publiée en juillet 2023, a détecté des microplastiques dans 6 des 10 échantillons étudiés. Une autre étude menée par des chercheurs de l'Université de Qingdao en Chine, publiée en juin 2024[2], a détecté des particules de microplastiques dans les échantillons de sperme de chacun des 36 hommes en bonne santé qui se soumettaient à une évaluation prénuptiale de leur santé. Ces particules, comprenant des types tels que le polystyrène et le polychlorure de vinyle (PVC), ont été trouvées dans tous les échantillons analysés. Cette découverte est préoccupante, notamment parce que la présence de microplastiques a été corrélée à une diminution de la motilité des spermatozoïdes, ce qui pourrait contribuer à la baisse mondiale des taux de fertilité observée ces dernières années.
Une autre étude chinoise datant de juin 2023[3] a détecté des microplastiques à la fois dans les testicules et le sperme.
Le nombre de spermatozoïdes chez les hommes occidentaux a diminué de plus de moitié au cours des dernières décennies, souvent attribué à la pollution de l'air et à l'exposition aux pesticides. Aujourd'hui nous avons de quoi nous poser des questions concernant la pollution plastique également.
La présence de ces particules dans le sperme soulève des questions importantes sur les voies par lesquelles les microplastiques

---

1. Luigi Montano, Elisabetta Giorgini, Valentina Notarstefano, Tiziana Notari, Maria Ricciardi, Marina Piscopo, Oriana Motta, "Raman Microspectroscopy evidence of microplastics in human semen", Science of The Total Environment, Volume 901, July 2023, 165922, ISSN 0048-9697, https://doi.org/10.1016/j.scitotenv.2023.165922.
2. Ning Li, Huijun Yang, Yunling Dong, Bin Wei, Liyang Liang, Xiang Yun, Jiaqi Tian, Yongfei Zheng, Shuyin Duan, Lin Zhang, "Prevalence and implications of microplastic contaminants in general human seminal fluid: A Raman spectroscopic study", Science of The Total Environment, Volume 937, 2024, 173522, ISSN 0048-9697, https://doi.org/10.1016/j.scitotenv.2024.173522.
3. Qiancheng Zhao, Long Zhu, Jiaming Weng, Zirun Jin, Yalei Cao, Hui Jiang, Zhe Zhang, Detection and characterization of microplastics in the human testis and semen, Science of The Total Environment, Volume 877, 2023,162713, ISSN 0048-9697, https://doi.org/10.1016/j.scitotenv.2023.162713.

parviennent à atteindre les spermatozoïdes et le sperme. Ces recherches soulignent la nécessité d'approfondir les études concernant les effets des microplastiques sur la santé reproductive humaine ainsi que les mécanismes par lesquels ils pénètrent le système reproducteur.

Les selles et l'urine

Des microplastiques ont été retrouvés dans les selles humaines à l'échelle mondiale, comme le révèle une étude pilote datant de 2018[1]. Cette recherche, menée par l'université de médecine de Vienne et l'Agence fédérale autrichienne de l'environnement, a montré que tous les échantillons de selles des participants, originaires de différents pays, contenaient des microplastiques avec jusqu'à 9 différents types de plastiques dont les plus courants étaient le polypropylène (PP) et le polyéthylène téréphtalate (PET). En moyenne, les chercheurs ont trouvé 20 particules de microplastiques pour 10 grammes de selles. Ces résultats suggèrent que l'ingestion de microplastiques par le biais d'aliments emballés dans du plastique et de l'eau en bouteille est répandue dans le monde entier. Les chercheurs soulignent que cette étude confirme que les microplastiques atteignent le système digestif humain et appellent à des recherches supplémentaires pour comprendre leurs impacts sur la santé, notamment sur le système immunitaire et le microbiote.

Des études récentes ont mis en évidence la présence de microplastiques (MP) dans l'urine humaine. Par exemple, une étude menée en Italie et publiée en décembre 2022 a détecté, à l'aide de la microspectroscopie Raman, des fragments de microplastiques dans les échantillons d'urine de six volontaires. Les fragments, de 4 à 15 micromètres, incluaient des polymères comme le polyéthylène-vinyl-acétate (PVA), le polychlorure de vinyle (PVC), le polypropylène (PP) et le polyéthylène (PE). Ces résultats suggèrent que les

1. SCHWABL Philipp, "Des microplastiques retrouvés au niveau mondial dans les selles humaines. Une étude pilote", *Hegel*, 2018/4 (N° 4), p. 290-291. DOI : 10.3917/heg.084.0290. URL : https://www.cairn.info/revue-hegel-2018-4-page-290.htm

MP peuvent traverser le tractus gastro-intestinal et être éliminés par des processus biologiques[1].

La peau et la sueur humaine

Selon une nouvelle étude, la première du genre, réalisée à l'université de Birmingham au Royaume-Uni, les produits chimiques toxiques utilisés pour ignifuger les matériaux plastiques peuvent être absorbés par le corps *via* la peau, par contact avec des microplastiques.
L'étude publiée en avril 2024[2] fournit la première preuve expérimentale que les produits chimiques présents dans les microplastiques peuvent s'infiltrer dans la sueur humaine et être ensuite absorbés par la peau, puis passer dans la circulation sanguine.

L'équipe de recherche avait déjà montré, dans une étude publiée l'année précédente, que des produits chimiques pouvaient être libérés des microplastiques dans la sueur humaine.
Les résultats, publiés dans *Environment International*, ont montré que jusqu'à 8 % des produits chimiques exposés pouvaient être absorbés par la peau. **Une peau plus moite (c'est-à-dire en sueur) augmentait le risque d'absorption cutanée des produits chimiques présents dans les MP, par rapport à une peau sèche.**
Ces recherches montrent que les microplastiques jouent un rôle de "transporteurs" de produits chimiques nocifs, qui peuvent pénétrer dans notre circulation sanguine par la peau.
L'étude constitue une avancée importante dans la compréhension des risques de l'exposition aux microplastiques sur notre santé.
Cette découverte est préoccupante, car les vêtements de sport et les sous-vêtements sont presque tous fabriqués à partir de matières synthétiques, qui libèrent des microplastiques lorsqu'on les porte.

---

1. Pironti C, Notarstefano V, Ricciardi M, Motta O, Giorgini E, Montano L. First Evidence of Microplastics in Human Urine, a Preliminary Study of Intake in the Human Body. *Toxics*. 2023 ; 11(1) : 40. https://doi.org/10.3390/toxics11010040
2. Ovokeroye Akpojevwe Abafe, Stuart Harrad, Mohamed Abou-Elwafa Abdallah, Assessment of human dermal absorption of flame retardant additives in polyethylene and polypropylene microplastics using 3D human skin equivalent models, Environment International, Volume 186, 2024,108635, ISSN 0160-4120, https://doi.org/10.1016/j.envint.2024.108635.

Les maladies liées au plastique

En endommageant les cellules humaines, les microplastiques sont à l'origine de l'affaiblissement du système immunitaire ou encore de l'augmentation de maladies chroniques, comme le diabète, les maladies cardiovasculaires et le cancer[1].

Cancers du sein, des ovaires, de la prostate

En 1971, peu de temps après le succès de la mission Apollo 11, le président Nixon avait annoncé avec confiance son objectif de vaincre la "guerre contre le cancer" en dix ans. Malheureusement, plus de cinquante ans plus tard, il est évident que cette guerre est loin d'être remportée. Pire encore, la maladie ne cesse de progresser à l'échelle mondiale.

Heureusement, la recherche médicale a fait des progrès significatifs et, aujourd'hui, plus de 50 % des personnes atteintes de cancer guérissent de la maladie. Mais d'après les estimations, il est préoccupant de constater qu'**une personne sur deux sera atteinte d'un cancer au cours de sa vie**, ce qui aura des conséquences durables sur sa qualité de vie, et seule la moitié des patients atteints de cancer survivront. Cette statistique est une réalité alarmante. C'est pourquoi il est aussi important de se pencher sur l'une des multiples causes de cette maladie : notre exposition aux plastiques.

Nous savons aujourd'hui que les changements de notre microbiote provoquent une inflammation chronique des intestins et cette inflammation contribue à l'augmentation du risque de cancers du sein, des ovaires et de la prostate.

Citée dans un article publié dans la revue scientifique *Nature* en 2015[2], Susan Erdman, microbiologiste au Massachusetts Institute of

1. Evangelos Danopoulos, Maureen Twiddy, Robert West, Jeanette M. Rotchell, "A rapid review and meta-regression analyses of the toxicological impacts of microplastic exposure in human cells", *Journal of Hazardous Materials*, 2022, vol. 427, [en ligne : https://doi.org/10.1016/j.jhazmat.2021.127861].

2. Susan Erdman, *in* Moises Velasquez-Manoff, "Genetics: Relative risk", *Nature*, 2015, vol. 527, S117, [en ligne : www.nature.com/articles/527S116a].

Technology (MIT), a exprimé ses préoccupations concernant l'évolution du microbiote humain, également connu sous le nom de "flore intestinale". L'article suggère que des changements dans notre microbiote, résultant notamment de l'alimentation industrielle et de l'utilisation d'antibiotiques, pourraient avoir des répercussions sur la santé en provoquant une inflammation chronique des intestins.

Il est important de noter que les mécanismes exacts de l'association entre le microbiote, l'inflammation intestinale et le cancer ne sont pas encore entièrement compris, car la recherche dans ce domaine continue de progresser.

La science médicale évolue constamment, avec de nouvelles découvertes et de nouvelles conclusions qui émergent à mesure que de nouvelles données et de nouvelles recherches deviennent disponibles dans le domaine de la recherche sur le microbiote et le cancer.

Ce dont beaucoup n'ont pas conscience, c'est que le plastique peut également présenter un risque cancérigène. La corrélation entre le plastique et le cancer constitue un problème sérieux qui nécessite une attention particulière. Les preuves s'accumulent. Cette augmentation de risque est attribuable au fait que le plastique libère des substances chimiques nocives, dont certaines sont d'ores et déjà reconnues comme des agents cancérigènes, mais dont la plupart ne sont pas encore étudiées. Malgré tout, de plus en plus de personnes s'inquiètent des possibles impacts sur la santé d'une exposition soutenue aux plastiques, lui qui est si largement répandu.

Même s'il existe encore peu d'études qui évaluent comment l'exposition à des environnements où le plastique est présent pourrait influencer le risque de cancers, certaines se sont penchées sur les effets de composants spécifiques présents dans les plastiques, tels que les perturbateurs endocriniens comme le bisphénol A (BPA) et les phtalates.

Cancer chez l'enfant et l'adolescent

Une étude danoise publiée en février 2022[1] et portant sur plus de 1,2 million d'enfants nés entre 1997 et 2017 a révélé une association forte entre l'exposition aux phtalates pendant l'enfance et l'incidence de l'ostéosarcome et du lymphome avant l'âge de 19 ans. Cette exposition résulte principalement de médicaments formulés avec des phtalates, dont le taux est particulièrement élevé. Les résultats soulignent une association spécifique avec les phtalates de faible poids moléculaire, suggérant une activité biologique plus importante. Cette recherche soulève des questions importantes sur les risques spécifiques des phtalates et la possibilité de réduire l'incidence des cancers de l'enfance en limitant leur présence dans les médicaments et les produits de consommation.

> Les préoccupations majeures des parents d'enfants cancéreux se concentrent sur l'effet potentiel des facteurs environnementaux. Les enfants étant plus vulnérables aux polluants environnementaux, l'exposition aux microplastiques pourrait avoir des conséquences à long terme sur leur santé, y compris un risque accru de cancers. Cette situation alarmante souligne l'urgence de s'attaquer à la pollution par les phtalates, en particulier dans les médicaments, les jouets ou produits de puériculture et les produits agrochimiques, pour protéger la santé des générations futures (voir p. 78).

Cancer chez les moins de 50 ans

Les principales préoccupations concernant le BPA et les phtalates, nous l'avons vu, résident dans leur capacité à imiter les hormones dans le corps ou à perturber la signalisation hormonale.

1. Thomas P Ahern, Logan G Spector, Per Damkier, Buket Öztürk Esen, Sinna P Ulrichsen, Katrine Eriksen, Timothy L Lash, Henrik Toft Sørensen, Deirdre P Cronin-Fenton, "Medication–Associated Phthalate Exposure and Childhood Cancer Incidence", *JNCI: Journal of the National Cancer Institute*, juin 2022, vol. 114, n° 6, pp. 885–894, [en ligne : https://doi.org/10.1093/jnci/djac045].

Les hormones jouent un rôle crucial dans la régulation de divers processus physiologiques, notamment la croissance et la division cellulaire, qui sont des aspects fondamentaux du développement du cancer. Une exposition prolongée et continue à ces produits chimiques contenus dans le plastique contribue à la formation ou à la progression du cancer, ce qui peut expliquer en partie l'augmentation des cas de cette maladie chez les moins de 50 ans, observée dans nos sociétés.

Selon une étude publiée dans le journal *BMJ Oncology*[1], les nouveaux cas de cancers précoces (chez les personnes âgées de 15 à 49 ans) ont augmenté de 79,1 % entre 1990 et 2019. Les types de cancers qui ont le plus augmenté incluent ceux de la trachée et de la prostate, avec une croissance annuelle estimée respectivement à 2,28 et à 2,23 %. Les cancers du sein, du poumon, de l'intestin et de l'estomac ont également montré des augmentations significatives[2].
Les chercheurs ont constaté que le risque de cancers augmente avec chaque génération. Par exemple, les personnes nées en 1960 présentent un risque de cancers avant 50 ans plus élevé que celles nées en 1950, et ce niveau de risque devrait continuer à croître dans les générations futures.
Ils ont également découvert que les cancers entraînant les plus lourds bilans de décès chez les jeunes adultes[3] sont ceux du sein, de la trachée, du poumon, de l'intestin et de l'estomac. Ces cancers sont souvent diagnostiqués trop tard, car ils étaient historiquement plus fréquents chez les personnes âgées, mais sont maintenant diagnostiqués chez les jeunes adultes. Malheureusement, il n'existe toujours pas de campagnes de sensibilisation ou de dépistage obligatoire pour

---

1. Zhao J, Xu L, Sun J, et al. Global trends in incidence, death, burden and risk factors of early-onset cancer from 1990 to 2019. BMJ Oncology 2023 ; 2 : e000049. doi : 10.1136/ bmjonc-2023-000049
2. The Harvard Gazette : Kira Sampson Brigham and Women's Hospital Communications "Dramatic rise in cancer in people under 50", September 8, 2022. https://news.harvard.edu/gazette/story/2022/09/researchers-report-dramatic-rise-in-early-onset-cancers/
3. Ugai, T., Sasamoto, N., Lee, HY. *et al.* Is early-onset cancer an emerging global epidemic ? Current evidence and future implications. *Nat Rev Clin Oncol* 19, 656–673 (2022). https://doi.org/10.1038/s41571-022-00672-8

les personnes âgées de 15 à 45 ans, notamment pour les cancers colorectal, du sein, œsophagien, gastrique et pancréatique.
Comme l'a souligné le Dr Ashleigh Hamilton, maître de conférences en santé publique au Centre for Public Health de la Queen's University Belfast au Royaume-Uni : “Il est important d'éduquer à la fois le public et les professionnels de la santé sur la possibilité de certains cancers chez les jeunes adultes afin de permettre un diagnostic plus précoce, ce qui améliore à son tour les résultats.”
Selon l'étude, les facteurs de risque pour ces cancers à début précoce, incluant la privation de sommeil (les enfants dorment beaucoup moins aujourd'hui qu'il y a plusieurs décennies), le mode de vie sédentaire (les enfants font moins de sport et passent plus de temps devant l'ordinateur), le tabagisme, l'obésité, la consommation de boissons sucrées et d'alcool, ainsi que la consommation d'aliments hautement transformés, ont tous augmenté de manière significative depuis les années 1950.
L'altération du microbiome est également un facteur de risque élevé et, comme mentionné précédemment, l'ingestion de microplastiques y contribue largement.
Les jeunes adultes ne bénéficient pas de la même attention en matière de dépistage du cancer que les populations plus âgées.
Que fait le ministère de la Santé ?
Il aurait déjà dû mettre en place des mesures spécifiques pour aborder cette problématique, comme des campagnes de sensibilisation ciblant les jeunes adultes, dans les lycées, les universités et les entreprises, pour informer sur les risques accrus de certains cancers et sur l'importance de la détection précoce.
Des programmes de dépistage avec l'assurance maladie devraient déjà également exister pour la population âgée de 15 à 45 ans.
De plus, les États devraient soutenir la recherche sur les causes et les facteurs de risque des cancers à début précoce tels que l'ingestion des microplastiques, les perturbateurs endocriniens, et suivre les tendances de l'incidence du cancer chez les jeunes adultes pour adapter les politiques de santé publique en conséquence et collaborer avec des institutions de recherche internationales pour partager les données et des stratégies efficaces de dépistage et de prévention des cancers chez les jeunes.

En prenant ces mesures, le ministère de la Santé pourrait améliorer considérablement la prévention, le dépistage précoce et le traitement des cancers chez les jeunes adultes.

Cancer colorectal

Le cancer colorectal reste le 2e cancer le plus fréquent chez la femme et le 3e cancer le plus fréquent chez l'homme, d'après l'Institut national du cancer[1].

Un consortium de recherche dirigé par l'université de médecine de Vienne a étudié les effets des minuscules particules de plastique sur les cellules cancéreuses du tractus gastro-intestinal humain. Son étude, récemment publiée en avril 2024 dans la revue *Chemosphere*, révèle que les micro- et nanoplastiques présents dans le corps pourraient favoriser la propagation du cancer, notamment celui du côlon[2].

Le tractus gastro-intestinal (GIT), la plus grande partie du tube digestif, étant quotidiennement exposé à des quantités importantes de micro- et nanoplastiques (MNP) en raison de l'augmentation mondiale de la pollution plastique, a été au centre de cette étude. Les chercheurs ont examiné l'effet de ces particules dans cette région du corps et ont découvert que les microplastiques pénètrent dans les cellules et y restent beaucoup plus longtemps qu'on ne le pensait. L'étude a mis en évidence comment la taille des particules influence leur absorption, leur distribution et leur comportement au sein des cellules cancéreuses. Ils ont constaté que les MNP augmentent la migration des cellules cancéreuses vers d'autres parties du corps, contribuant potentiellement à la progression de la maladie. Plus les particules ingérées sont petites, plus elles

1. Institut National du Cancer : https://www.e-cancer.fr/Patients-et-proches/Les-cancers/Cancer-du-colon/Les-points-cles
2. Ekaterina Brynzak-Schreiber, Elisabeth Schögl, Carolin Bapp, Klaudia Cseh, Verena Kopatz, Michael A. Jakupec, Andreas Weber, Tobias Lange, José L. Toca-Herrera, Giorgia del Favero, Wolfgang Wadsak, Lukas Kenner, Verena Pichler, Microplastics role in cell migration and distribution during cancer cell division, Chemosphere, Volume 353, 2024, 141463, ISSN 0045-6535, https://doi.org/10.1016/j.chemosphere.2024.141463.

s'avèrent nocives. Leur conclusion se termine sur le fait que ces particules microplastiques possèdent deux des trois caractéristiques toxicologiques utilisées pour classer les substances comme étant préoccupantes au sens du règlement européen sur les produits chimiques (REACH), à savoir une absorption élevée et une longue rétention dans les tissus et les cellules. **Cette étude est donc majeure pour faire reconnaître les microplastiques comme substances dangereuses, nécessitant une régulation stricte pour protéger la santé publique.**

Maladie de Crohn et syndrome du côlon irritable

Une étude chinoise[1] datant de décembre 2021 a mis en évidence le lien entre la pollution plastique et des maladies comme le syndrome du côlon irritable.

Les chercheurs ont analysé les selles de 52 personnes atteintes de maladies inflammatoires de l'intestin (MII), telles que la maladie de Crohn, et de 50 personnes en bonne santé.

Ils ont constaté que la quantité de microplastiques était 50 % supérieure chez les personnes qui sont malades. L'étude a permis de conclure que les emballages plastiques de l'eau minérale et les emballages des aliments, ainsi que l'exposition à la poussière sont des sources importantes d'exposition humaine aux MP.

De plus, ils ont pu mettre en évidence la corrélation entre les microplastiques fécaux et l'état des MII, ce qui suggère que l'exposition aux microplastiques pourrait être liée au processus de la maladie ou que les MII exacerbent la rétention des microplastiques. Des recherches supplémentaires sont nécessaires pour déterminer si la présence de ces microplastiques est à l'origine de ces maladies ou si elle aggrave un problème déjà existant. Néanmoins, cette étude souligne une corrélation entre les microplastiques et les troubles digestifs chroniques. Le PET, l'un des plastiques les plus courants dans les échantillons, se trouve notamment dans les emballages alimentaires et dans les fibres textiles.

---

1. *Environ. Sci. Technol.* 2022, 56, 1, 414–421 "Analysis of Microplastics in Human Feces Reveals a Correlation between Fecal Microplastics and Inflammatory Bowel Disease Status" https://doi.org/10.1021/acs.est.1c03924 Published December 22, 2021

Maladies cardiaques et AVC

Pour la première fois, une étude révolutionnaire a établi un lien entre les microplastiques et les maladies cardiaques. Selon cette étude, l'accumulation de ces particules dans les vaisseaux sanguins est associée à un risque accru de crise cardiaque, d'accident vasculaire cérébral (AVC) et de mortalité.

Cette nouvelle étude, publiée en mars 2024 dans la revue *New England Journal of Medicine*[1], a porté sur 304 patients ayant subi une endartériectomie carotidienne pour une maladie asymptomatique de l'artère carotide, dont les échantillons de plaque excisée ont été analysés pour détecter la présence de micro- et nanoplastiques.

Près de 60 % des participants présentaient des micro- et nanoplastiques dans les plaques de leur carotide, une artère majeure qui traverse le cou et distribue le sang au cerveau. Les résultats montrent que chez les sujets dont les plaques contenaient des microplastiques, le risque de crise cardiaque, d'AVC ou de décès après trois ans de suivi était jusqu'à 4,5 fois supérieur à celui des sujets dont les plaques ne contenaient aucune trace de microplastiques.

Pour la science, il s'agit d'une seule étude d'observation, donc elle ne peut prouver le lien de cause à effet, mais elle suggère fortement une relation de cause à effet.

Cette étude est sans précédent pour beaucoup de scientifiques, car c'est la première fois qu'un effet sur la santé humaine est attribué directement aux particules microplastiques elles-mêmes. Longtemps, les scientifiques ont soupçonné un impact direct sur la santé, mais cette étude fournit des preuves tangibles. Désormais, il est indéniable que bien que ces particules soient présentes dans le corps humain, leur impact sur la santé est réel et mesurable.

En mettant l'accent sur le lien direct avec les maladies humaines, cette étude devient une référence et ouvre la voie à d'autres recherches sur

1. "Microplastics and Nanoplastics in Atheromas and Cardiovascular Events" Authors : Raffaele Marfella, M.D., Ph.D. https://orcid.org/0000-0003-3960-9270, Francesco Prattichizzo, Ph.D., Celestino Sardu, M.D., Ph.D., GianlucaFulgenzi, Ph.D., Laura Graciotti, Ph.D., Tatiana Spadoni, Ph.D., Nunzia D'Onofrio, Ph.D., +35, and Giuseppe Paolisso, M.D.Author Info & AffiliationsPublished March 6, 2024N Engl J Med 2024 ; 390:900-910DOI : 10.1056/NEJMoa2309822

les dommages que les plastiques peuvent infliger à d'autres organes, comme le cerveau, le système digestif ou le système reproducteur.

Maladie d'Alzheimer

En France, 1,2 million de personnes sont atteintes de cette maladie. C'est la pathologie neurodégénérative la plus répandue dans le pays. À l'échelle mondiale, on estime qu'environ 55 millions de personnes vivent avec la maladie d'Alzheimer ou d'autres démences, selon l'OMS. Les résultats d'expériences sur des souris, menées par le professeur Jaime Ross de l'université de Rhode Island,[1] montrent que l'ingestion de MP induit des changements de comportement similaires à ceux observés dans la démence, ces altérations s'aggravant avec l'âge. Cette découverte suggère que les microplastiques pourraient jouer un rôle dans le développement de maladies neurodégénératives.
Les chercheurs prévoient d'explorer davantage ces implications pour comprendre comment les microplastiques perturbent l'équilibre du cerveau. Une autre étude coréenne,[2] s'était déjà penchée sur l'impact des MP sur la santé cérébrale. Elle a confirmé que ces microparticules pouvaient traverser la barrière cérébrale chez la souris (*in vivo*) ainsi que chez l'humain (*in vitro*). De plus, elle a mis en lumière la plus grande toxicité des microplastiques dits "altérés" pour notre cerveau. L'altération moléculaire des microplastiques "vierges" ou "neufs" se produit au contact de l'environnement extérieur. Ces microplastiques altérés présenteraient une surface accrue et des liaisons chimiques modifiées. Au niveau du cerveau, cela se traduit par la perturbation des protéines impliquées dans son bon fonctionnement, entraînant une augmentation de l'inflammation et de la mort des cellules cérébrales bien plus importante que celle observée avec des microplastiques non altérés (testés à des doses équivalentes).

---

1. Gaspar L, Bartman S, Coppotelli G, Ross JM. Acute Exposure to Microplastics Induced Changes in Behavior and Inflammation in Young and Old Mice. *International Journal of Molecular Sciences*. Août 2023; 24(15):12308. https://doi.org/10.3390/ijms241512308
2. Wookbong Kwon, Daehwan Kim, Hee-Yeon Kim, Sang Won Jeong, Se-Guen Lee, Hyun-Chul Kim, Young-Jae Lee, Mi Kyung Kwon, Jun-Seong Hwang, Jee Eun Han, Jin-Kyu Park, Sung-Jun Lee, Seong-Kyoon Choi, Microglial phagocytosis of polystyrene microplastics results in immune alteration and apoptosis in vitro and in vivo, Science of The Total Environment, Volume 807, Part 2, 2022, 150817, ISSN 0048-9697, https://doi.org/10.1016/j.scitotenv.2021.150817

Maladie de Parkinson

Une récente étude datant de novembre 2023[1] suggère que les nanoplastiques présents dans l'environnement pourraient jouer un rôle dans le développement de la maladie de Parkinson.
Cette maladie, qui touche plus de 270 000 personnes en France et près de 10 millions dans le monde, est considérée comme la maladie neurologique à la croissance la plus rapide après les accidents vasculaires cérébraux.
Les chercheurs de l'université de médecine de Duke ont constaté une augmentation de la présence de contaminants microplastiques dans l'eau et les approvisionnements alimentaires, notamment dans les produits en polystyrène à usage unique.
Les chercheurs ont découvert que les nanoplastiques interagissent avec une protéine clé présente dans le cerveau, favorisant son accumulation et sa déformation, ce qui pourrait être lié à des maladies telles que la maladie de Parkinson et certains types de démence.
Cependant, la technologie actuelle pour surveiller les nanoplastiques n'est pas suffisamment avancée pour répondre à toutes les questions posées. Les chercheurs espèrent que les efforts dans ce domaine évolueront rapidement afin de mieux comprendre les effets de ces particules et de prendre les mesures nécessaires pour se protéger.

Troubles neurologiques et comportementaux

De nombreuses agences de santé publique, y compris l'Organisation mondiale de la santé, les Nations unies et le Programme national de toxicologie aux États-Unis, ont exprimé des inquiétudes concernant l'impact des perturbateurs endocriniens (EDC) sur le cerveau et le comportement. On observe une augmentation des troubles neuropsychiatriques chez les enfants, avec désormais jusqu'à 1 enfant sur 6 aux États-Unis diagnostiqué avec au moins un tel trouble. Ces troubles incluent le trouble déficitaire de l'attention

---

1. Zhiyong Liu, *et al.*, "Anionic Nanoplastic Contaminants Promote Parkinson's Disease–Associated α-Synuclein Aggregation", *Sci. Adv.*, 2023, vol. 9, n° 46, [en ligne : DOI: 10.1126/sciadv.adi8716].

avec hyperactivité (TDAH) et le trouble du spectre autistique (TSA), ainsi que la dépression et d'autres troubles de l'humeur, les troubles d'apprentissage, les déficits de la fonction exécutive, et les troubles de conduite[1].

Infertilité

Plusieurs études suggèrent que l'exposition aux microplastiques pourrait être un facteur contributif à la baisse de la fertilité.

Une étude datant de février 2022[2] montre que les microplastiques (MP) peuvent induire une toxicité reproductive chez les mâles. Par exemple, l'exposition prolongée à des microplastiques de polystyrène (PS-MP) chez les souris a entraîné une diminution de la qualité des spermatozoïdes et des niveaux de testostérone. Ces recherches ont révélé que les microplastiques peuvent affecter les hormones reproductives (LH et FSH) et réduire l'expression des enzymes stéroïdogéniques essentielles à la production de testostérone. Cela suggère que les microplastiques pourraient contribuer à l'infertilité masculine en altérant les fonctions reproductives essentielles.

Une autre étude publiée en mai 2023 a montré que l'exposition aux microplastiques chez les souris femelles entraîne une augmentation de la taille des ovaires avec moins de follicules, une diminution du nombre d'embryons produits et une réduction du nombre de grossesses. Cette exposition altère également les niveaux d'hormones

1. Boyle C. A., Boulet S., Schieve L. A., Cohen R. A., Blumberg S. J., Yeargin-Allsopp M., Visser S., Kogan M. D., "Trends in The Prevalence of Developmental Disabilities in US Children, 1997-2008", *Pediatrics*, 2011, [en ligne : 127:1034-1042] ; Shelby M. D., "NTP-CERHR Monograph on The Potential Human Reproductive and Developmental Effects of Bisphenol A", *NTP CERHR MON*, 2008 ; v, vii-ix, 1-64 passim ; Who/Unep, "State of The Science of Endocrine Disrupting Chemicals – 2012", Bergman A., Heindel J. J., Jobling S., Kidd K. A., Zoeller R. T., United Nations Environment Programme World Health Organization, 2012, p. 296.
2. Jin, H., Yan, M., Pan, C. *et al.* Chronic exposure to polystyrene microplastics induced male reproductive toxicity and decreased testosterone levels via the LH-mediated LHR/cAMP/PKA/StAR pathway. *Part Fibre Toxicol* 19, 13 (2022). https://doi.org/10.1186/s12989-022-00453-2DOIhttps://doi.org/10.1186/s12989-022-00453-2

sexuelles et cause du stress oxydatif, ce qui peut impacter la fertilité et la reproduction[1].

COMMENT RÉDUIRE LES RISQUES LIÉS À L'EXPOSITION AU PLASTIQUE ?

En raison des préoccupations concernant les risques pour la santé, certains pays et organismes de réglementation ont pris des mesures pour limiter l'utilisation de certains phtalates et du BPA dans des produits spécifiques, notamment ceux destinés à être utilisés par les enfants. Malheureusement il n'y a que peu de contrôles et la plupart des produits pour enfants en contiennent encore aujourd'hui.

En attendant l'application de nouvelles normes et lois, voici quelques conseils pour réduire notre exposition aux substances chimiques présentes dans le plastique :
– faites autant que possible des choix intelligents à la maison sur ce que vous achetez pour vous-même et votre famille ;
– utilisez le moins possible ou bannir les bouteilles ou gourdes en plastique ;
– réduisez la consommation d'aliments en conserve et l'utilisation de formules en conserve pour bébés ;
– utilisez des biberons portant la mention "sans BPA" ou des biberons en verre, certains peuvent être incassables ;
– utilisez des sachets de thé sans plastique ;
– n'utilisez pas de récipients en plastique pour cuisiner les aliments, ni de sacs pour rôtir ou cuire à la vapeur, car les résidus de plastique peuvent se libérer dans les aliments lorsqu'ils sont chauffés dans un four traditionnel ou au micro-ondes ;
– ne chauffez jamais les aliments au micro-ondes dans un contenant en plastique, même s'il est indiqué qu'il est adapté au micro-ondes ;

1. Afreen, V., Hashmi, K., Nasir, R. *et al.* Adverse health effects and mechanisms of microplastics on female reproductive system : a descriptive review. *Environ Sci Pollut Res*30, 76283–76296 (2023). https://doi.org/10.1007/s11356-023-27930-1 DOI https://doi.org/10.1007/s11356-023-27930-1

– ne mettez pas de plastique dans le lave-vaisselle, car la chaleur peut provoquer l'infiltration de produits chimiques ;
– après avoir fait les courses, transvasez au plus vite dans du verre les aliments ou boissons achetés emballés dans du plastique avant de les conserver au réfrigérateur, afin de les laisser le moins longtemps possible en contact avec le plastique ;
– utilisez des casseroles, poêles en pierre ou acier inoxydable ;
– recherchez des articles étiquetés sans phtalate ou sans BPA ;
– bannissez les plastiques portant le symbole de recyclage 7. Ils sont extrêmement dangereux, car susceptibles de contenir du BPA, sauf s'ils portent également la mention PLA ou ont un symbole de feuille.
– évitez les plastiques portant le symbole de recyclage n°s 1, 3, 6 et 7. Ils sont les plus toxiques, mais malheureusement les plus utilisés aussi. Ils ne doivent sous aucun prétexte être réutilisés ;
– oubliez le réemploi en ce qui concerne le plastique ;
– ne réutilisez jamais une bouteille d'eau PET et, surtout, ne l'exposez jamais au soleil ; si vous le faites par mégarde ou par oubli, ne buvez surtout pas le contenu ;
– ne chauffez pas le lait ou les aliments d'un bébé dans des récipients plastiques et ne versez pas de liquides chauds dans des contenants en plastique tels que des gobelets ou biberons ;

> Pour ce qui est de se protéger de la contamination, il est probablement préférable de ne pas avoir une alimentation composée principalement de poissons, car la plupart sont probablement contaminés. **Manger des petits poissons peut réduire l'exposition aux polluants et à la pollution plastique.**

– lavez-vous fréquemment les mains, car malheureusement, on touche beaucoup trop de plastique autour de nous ;
– ne conservez pas des emballages plastiques usés. En phase d'usure, ils sont d'autant plus toxiques ;
– n'utilisez jamais d'assiettes et de couverts en plastique ;

CODE DE TOXICITÉ : ⚠ FAIBLE ☠ ÉLEVÉ

Nom du polymère	POLYÉTHYLÈNE TÉRÉPHTALATE	POLYÉTHYLÈNE HAUTE DENSITÉ	CHLORURE DE POLYVINYLE	POLYÉTHYLÈNE BASSE DENSITÉ	POLYPROPYLÈNE	POLYSTYRÈNE	Tous les autres plastiques, y compris l'acrylique, la fibre de verre, le nylon, le polycarbonate et l'acide polylactique (un bioplastique)
Code d'identification	1	2	3	4	5	6	7
Abréviation	PET	PEHD	PVC	LDPE	PP	PS	AUTRE
Recyclable ?	Couramment recyclé	Couramment recyclé	Difficile à recycler	Parfois recyclé	Occasionnellement recyclé	Couramment recyclé (mais difficile à recycler)	Difficile à recycler
Pourcentage de recyclage annuel	36 %	30-35 %	<1 %	6 %	3 %	34 %	Faible
Durée de décomposition dans des conditions idéales	5-10 ans	100 ans	Jamais	500-1 000 ans	20-30 ans	50 ans	Majorité de ces plastiques : **jamais** Acide polylactique : **6 mois**
Température maximale	70 °C	120 °C	70 °C	80 °C	135 °C	90 °C	Polycarbonate : **135 °C** Acide polyactique : **150 °C**
Température de fragilité	–40 °C	–100 °C	–30 °C	–100 °C	0 °C	–20 °C	Polycarbonate : **–135 °C** Acide polylactique : **60 °C**
Niveau de toxicité	☠	⚠	☠	⚠	⚠	☠	☠
Toxine(s) la(les) plus couramment infiltrée(s)	Oxyde d'antimoine, brome, diazométhane, oxyde de plomb, oxyde d'éthylène de nickel et benzène	Oxyde de chrome, peroxyde de benzoyle, hexane et cyclohexane	Benzène, tétrachlorure de carbone, 1,2-dichloroéthane, phtalates, oxyde d'éthylène, chromate de plomb, acrylate de méthyle, méthanol, anhydride phtalique, tétrahydrofurane et sulfate de plomb tribasique, mercure, cadmium, bisphénol A (BPA)	Benzène, oxyde de chrome, hydroperoxyde de cumène et hydroperoxyde de tert-butyle	Méthanol, 2,6-di-tert-butyl-4-méthyl-phénol et dithiocarbamate de dibutyle de nickel	Styrène, éthylbenzène, benzène, éthylène, tétrachlorure de carbone, alcool polyvinylique, oxyde d'antimoine et hydroperoxyde de tert-butyle, bensoquinone	BPA, BPS, ainsi que toutes les autres toxines mentionnées

– si votre enfant possède dans sa chambre des jouets en plastique, aérez régulièrement la pièce et veillez à ce qu'il les touche le moins possible. Pensez surtout à lui laver les mains quand il a fini de jouer avec ;
– lorsque vous achetez un produit de beauté ou de soins, vérifier la composition du contenant et du contenu. Un contenant en plastique contamine son contenu, et ils sont fréquents en cosmétique. À cause d'eux, nous ingérons quotidiennement cette toxicité par les pores de notre peau. Si vous voyez les mots "polyéthylène", ou "polypropylène" inscrits dans la liste d'ingrédients d'un produit de beauté ou d'hygiène, ne l'achetez surtout pas, cela signifie qu'il contient des microplastiques dans sa formulation ;
– lorsque vous achetez un vêtement, vérifiez toujours l'étiquette. S'il contient des matières synthétiques (nylon, polyester, acrylique, élasthanne, polypropylène...), c'est du plastique et cela représente donc un danger pour votre santé, par simple contact avec la peau ;
– ne lavez pas votre linge à plus de 30 °C et faites moins de machines ;
– refusez de participer à des cadeaux bon marché, souvent bourrés de plastique ; préférez offrir des expériences, un dîner, des moments à partager... et créer ainsi des souvenirs ensemble.

Cependant, l'une des choses les plus efficaces que nous puissions tous faire en tant que membres de cet écosystème fragile est d'être responsables de nos déchets. Lorsque nous en avons l'occasion, nous devons essayer d'éviter d'acheter des produits emballés dans du plastique. Tous ces conseils sont d'autant plus importants pour la femme enceinte, dont le fœtus est particulièrement vulnérable aux nanoparticules.

UNE CRISE SANITAIRE MONDIALE

> La pollution plastique est une "crise sanitaire globale ignorée, bien que sous nos yeux[1]".

1. Plastic & Health : The Hidden Costs of a Plastic Planet, février 2019, [en ligne : https://www.ciel.org/wp-content/uploads/2019/02/Plastic-and-Health-The-Hidden-Costs-of-a-Plastic-Planet-February-2019.pdf].

Le tableau qui vient d'être dressé est sans équivoque quant à la nocivité du plastique sur notre santé, tout comme sur la santé du vivant à plus grande échelle, à moyen et long terme : **le plastique est toxique et dangereux à chaque étape de son cycle de vie.** Des solutions, comme le recyclage du plastique, sont de fausses bonnes idées qui renforcent le principe que l'on pourrait encore et toujours l'utiliser. Le plastique est devenu une **menace sérieuse pour la santé humaine à l'échelle mondiale.**

> "Le plastique est toxique" n'est pas qu'une simple affirmation, c'est un réveil face à la réalité troublante de notre ère, soulignant l'urgence de nos choix. Cette déclaration est un avertissement, un appel poignant, nous incitant à reconsidérer notre liaison dangereuse avec ce matériau. L'acceptation de cette réalité est primordiale.

Devons-nous attendre davantage de recherches pour agir ? Les données actuelles révèlent déjà amplement l'urgence et l'ampleur du problème, soulignant la nécessité d'intervenir sans délai. Le droit à la santé et à la vie nécessite une intervention globale et internationale immédiate pour réduire l'exposition au cycle de vie toxique du plastique. Pour cela, une seule certitude : toute vraie solution doit réduire la production et l'utilisation du plastique.

> "Parce que lorsque votre évier déborde, vous ne commencez pas par attraper une serpillière, vous fermez d'abord le robinet !" David Azoulay, directeur du programme santé & environnement de CIEL[1].

1. CIEL : Center for International Environmental Law (Centre pour le droit international de l'environnement), [en ligne : www.ciel.org].

LA NÉCESSITÉ D'UNE NOUVELLE PERCEPTION

Il est temps de briser le mythe. Nous devons dépasser la rhétorique commerciale qui glorifie le plastique et reconnaître la nécessité de réduire drastiquement notre dépendance à ce matériau. Se libérer de l'emprise du plastique ne signifie pas revenir en arrière, renoncer à la modernité ou au confort, ni compromettre notre qualité de vie. Cela signifie plutôt embrasser de meilleures pratiques, des alternatives durables et une vision plus responsable de notre planète et de ses ressources.
Nous devons redéfinir notre relation avec le plastique.
Le plastique, loin d'être l'or du XXIe siècle, est un fardeau dont nous devons nous désencombrer. Enfermés dans une perception déformée, nous le considérons comme une ressource inestimable, une commodité à préserver et à valoriser à tout prix. Le plastique n'est pas un trésor. Il ne doit pas être considéré comme un bien précieux que nous devons conserver et valoriser à tout prix.
Au lieu de cela, il est impératif de reconnaître le plastique pour ce qu'il est : un matériau polluant, dangereux et souvent inutile qui a pris une place disproportionnée dans nos vies.

Nous devons briser les illusions autour du plastique.
Les discours marketing et les campagnes publicitaires ont magnifié le plastique, le plaçant sur un piédestal. Mais la réalité est différente. L'heure est venue de déconstruire les mythes qui l'entourent.

L'avenir que nous devons viser n'est pas dénué de progrès, mais il est sans aucun doute moins dépendant du plastique. C'est en redéfinissant nos besoins et en nous tournant vers des solutions écologiques que nous pourrons créer un monde où le bien-être de la planète et de ses habitants est placé au-dessus des intérêts commerciaux à court terme. **Il est grand temps d'accueillir une ère où le plastique n'est plus roi.**

3.

LES FEMMES EN PREMIÈRE LIGNE

LE PLASTIQUE, UN VECTEUR D'ÉMANCIPATION POUR LES FEMMES

L'une des raisons qui a conduit à l'introduction massive du plastique dans notre quotidien réside dans le fait qu'il a été autrefois considéré comme un moyen d'émancipation pour les femmes. Ironiquement, le plastique a été célébré comme une avancée permettant aux femmes de gagner du temps et de simplifier leur vie de femmes au foyer modernes. Cependant, cette prolifération du plastique dans nos vies représente aujourd'hui un coût considérable, et plus particulièrement pour la santé des femmes et celle de leurs enfants.

La révolution dans les cuisines

Les deux guerres mondiales ont profondément impliqué les civils, mobilisant les femmes sur "l'autre front". En raison de l'absence des hommes due à la forte mobilisation, les femmes ont dû assumer de nouveaux rôles et métiers, notamment en rejoignant l'industrie moderne. Malgré ces évolutions, la vision traditionnelle de la femme en tant que mère et maîtresse de maison persiste après la guerre. Toutefois, une transformation notable s'est opérée : les femmes recherchent désormais des solutions abordables, rapides et efficaces, ainsi que des moyens pour gagner du temps afin de faciliter leur vie de femmes d'intérieur. C'est dans ce contexte d'après-guerre, de baby-boomers et de jeunes mariées que les femmes voulaient se libérer de la monotonie des tâches ménagères. Le plastique est apparu comme une réponse idéale, offrant une solution pratique et polyvalente pour les besoins quotidiens de la femme au foyer moderne. Souvenons-nous d'Elizabeth Montgomery qui incarnait Samantha dans la série télévisée emblématique de l'époque, *Ma sorcière bien aimée,* ou l'archétype parfait de cette femme au foyer émancipée, moderne... parfaite ! Le monde des années 1950 était prêt pour cette innovation. Le plastique promettait de rendre la vie des femmes et des hommes plus gérable, plus agréable, et a permis d'inaugurer une nouvelle ère de consommateurs prospères.

La Seconde Guerre mondiale a aussi offert, avec le projet Manhattan, la première arme nucléaire. Le teflon de la société américaine DuPont™, résistant à la corrosion, s'est avéré être une option viable pour les contenants et les gaz instables utilisés dans le cadre de ce projet. Après la guerre, le teflon a été introduit dans les poêles équipées de revêtements antiadhésifs, devenant ainsi un élément incontournable des cuisines modernes. Il est surprenant de constater que l'on puisse introduire ce type de molécules toxiques dans un objet du quotidien, passant de la création de la première arme nucléaire à nos cuisines, sans susciter aucun questionnement à l'époque sur l'aspect sanitaire d'une telle application. Depuis, les molécules toxiques du teflon se sont incrustées partout, jusqu'aux tréfonds de l'Arctique.

La cellophane était déjà sur le marché avant la guerre, on pouvait notamment la trouver enveloppant des aliments, comme les chocolats Whitman, mais elle n'était alors pas introduite aussi massivement qu'aujourd'hui dans nos vies. La cellophane a tout de suite plu, car la matière était résistante à l'humidité et pouvait conserver la fraîcheur des aliments pendant de longues périodes. Après la guerre, ce film plastique est devenu un substitut à la feuille d'aluminium, trouvant des applications variées dans l'emballage alimentaire et bien au-delà.

Le magazine *Life*, d'août 1955, témoigne de cette époque avec un sujet qui célèbre le concept du "*Throwaway living*" : la vie du tout jetable. Une photo de l'article illustre une famille accueillant avec enthousiasme cette nouvelle ère : au-dessus d'eux, des objets en plastique volent comme des ballons ou des confettis, comprenant des assiettes, des plateaux, des gobelets, des couverts et autres objets en plastique. L'article explique que les femmes n'auront plus à consacrer des heures au nettoyage, il suffira de tout jeter. Une véritable nouveauté pour l'époque et quel gain de temps pour les femmes !

Qui aurait alors pu imaginer que cette culture du "tout jetable", qui participa un temps à l'émancipation de la femme, s'enracine si profondément dans notre société ? Que le plastique, fer de lance de cette culture, en vienne à devenir le pire cauchemar pour la santé de celles qu'il a aidées à s'affranchir d'un modèle ?

Tupperware® : une "*plastic success story*"

Les Tupperware®, ces petites boîtes en plastique (polyéthylène) que nous avons tous possédées et qui occupent encore une place dans nos cuisines, ont également joué un rôle significatif dans l'émancipation des femmes sur le plan social.

Tupperware®, c'était bien plus qu'une simple innovation technologique. La marque a représenté une véritable aventure féministe, notamment grâce aux célèbres soirées Tupperware®, des évènements de vente à domicile, qui ont joué un rôle significatif dans l'émancipation des femmes après la Seconde Guerre mondiale. Ces rassemblements au féminin ont favorisé le partage d'opinions et d'expériences. Tupperware® est ainsi devenue plus qu'un simple produit en plastique, il s'est transformé en un catalyseur social important pour les femmes de l'époque. Mais le monde a bien changé, et ces soirées Tupperware®, pierre angulaire de la stratégie commerciale de la marque, ne sont plus des succès[1].

1. Sébastien Marien, "Les soirées Tupperware ne font plus recettes", *Tendance Trends*, 13 avril 2023, [en ligne : https://trends.levif.be/entreprises/les-soirees-tupperware-ne-font-plus-recettes/].

En avril 2023, les actions de Tupperware® ont connu une chute spectaculaire à Wall Street, perdant près de 49 % de leur valeur en une seule journée. Cette dégringolade est attribuée à l'effondrement des ventes d'articles de cuisine, tandis que la marque est confrontée à une dette croissante. Cet exemple souligne l'importance pour les entreprises de s'adapter à leur époque et aux évolutions de mentalité de la société, en proposant, dans ce cas, des alternatives aux produits en plastique traditionnels. L'échec de Tupperware® met en lumière le risque financier encouru lorsque les entreprises persistent avec des produits en plastique, ou en plastique recyclé, sans répondre aux demandes et préoccupations des consommateurs concernant l'impact de ces produits sur leur santé et l'environnement.

L'épisode du Covid a toutefois été favorable à la marque Tupperware® : le fabricant de boîtes en plastique a vu ses actions presque tripler en 2020. Pourquoi ? Durant le confinement, alors que les restaurants étaient inaccessibles, les gens se sont tournés vers la cuisine maison et ont remué leurs casseroles avec leurs nouvelles spatules en plastique Tupperware®. Et quand il y avait des restes ? Cela allait dans une boîte de congélation en plastique Tupperware®, bien sûr. Cependant, une prise de conscience, croissante, a émergé au sein des consommateurs quant aux risques liés à l'utilisation de contenants en plastique pour la conservation des aliments.

Pendant des années, Tupperware® a été synonyme de durabilité avec ses articles remplacés jusqu'à 30 ans après leur achat en cas d'usure. Ces mêmes garanties sont aujourd'hui remises en question par un public de plus en plus averti des risques encourus à utiliser ces contenants en plastique, d'autant plus usés, au contact de leurs aliments.

DE NOUVELLES MATIÈRES DEVENUES OBJETS DE DÉSIR

Le plastique est tellement omniprésent dans notre société moderne, que nous touchons plus de plastique que les gens qu'on aime au cours d'une journée. En particulier si, comme moi, vous passez la journée à pianoter sur les touches en plastique de votre ordinateur. On en respire, on en ingère et on en excrète tous les jours. Ce qui est troublant pour cette matière, c'est qu'elle ait pu être et soit encore un objet de désir pour les femmes.

La Bakélite, le nylon... des matériaux devenus incontournables

Capable d'imiter de manière remarquable des pierres précieuses, la Bakélite fut fréquemment adoptée comme matériau pour les bijoux fantaisie dès les années 1920. Des créatrices renommées telles que Coco Chanel et Elsa Schiaparelli ont contribué à populariser cette tendance. Aujourd'hui encore, de nombreuses femmes arborent avec élégance des bijoux fantaisie en plastique de grandes marques.

L'un des plus grands "cadeaux" de DuPont™, après le teflon, est incontestablement l'invention du nylon par l'un de ses chimistes, Wallace Carothers. La société a d'abord utilisé ce polymère thermoplastique synthétique pour les poils de brosses à dents, mais ce sont les bas pour femmes qui ont mis le matériau sous les feux de la rampe.
Présentés à l'Exposition universelle de New York 1939-1940, les bas en nylon ont tout de suite fait sensation. DuPont™ promettait "le premier tissu textile organique artificiel entièrement préparé à partir de nouveaux matériaux du royaume minéral", et ce nylon a connu un grand succès auprès de la population féminine. Bien moins coûteux que la soie pour la confection des bas, il répondait aux rêves ultimes de la femme : des collants qui ne filent pas. Lorsque les bas ont été mis en vente le 15 mai 1940, la demande était si forte que les clientes se sont précipitées dans les magasins. Plus de quatre millions de paires se sont vendues en quatre jours et 64 millions en un an.
Cependant, l'essor des bas en nylon a été brusquement interrompu par la Seconde Guerre mondiale, car le seul fabricant de nylon, la société DuPont™, a dû rediriger sa production vers l'effort de guerre en fabriquant des parachutes, des cordes de remorquage de planeurs et divers autres besoins militaires. Le nylon a d'ailleurs été salué comme la fibre qui a aidé à remporter la guerre.

À cette époque, les femmes devaient prendre un soin tout particulier de leurs bas en nylon, ne les portant que pour des occasions spéciales. Mais les accrocs, les affaissements et les trous demeuraient des problèmes courants, rendant difficile le maintien de leur aspect esthétique. La demande pour des jambes d'apparence parfaite était si élevée que les femmes ont commencé à utiliser du maquillage pour colorer leurs jambes nues, afin de reproduire l'apparence des bas en nylon, et à peindre des coutures à l'arrière de leurs jambes pour donner l'illusion de porter de vrais bas. Ce produit était si prisé qu'il existait durant la guerre de véritables marchés noirs pour les bas en nylon.

Lorsque la société DuPont™ a annoncé qu'elle reprenait la production complète de bas en nylon en août 1945, les femmes à travers toute l'Amérique ont accueilli cette nouvelle avec enthousiasme. Mais il y avait un problème, l'annonce avait été faite trop tôt, et il restait encore beaucoup de rééquipements à opérer pour remettre les usines – passées à la fabrication de biens militaires pendant la guerre – à pleine capacité. L'entreprise n'avait pas anticipé que le pays comptait des millions de femmes qui voulaient sentir à nouveau du nylon sur leurs jambes. L'évènement a dégénéré : la société DuPont™ n'a pas pu produire les 360 millions de paires par an qu'elle avait promises, créant des ruées folles lorsque les stocks arrivaient en magasin. De nombreux incidents ont éclaté dans toutes les grandes villes du pays entre 1945 et 1946. Les responsables de magasins suppliaient les clientes de bien vouloir faire preuve de patience, des files d'attente longues de plusieurs kilomètres se formaient devant les boutiques, et des vitrines ont été brisées à Washington en signe de protestation.
Le succès fut tel que DuPont™ avait du mal à suivre la demande, entraînant des bagarres et des dégâts dans les magasins, ce qui a valu à ces incidents le surnom de "nylon riots" (les émeutes du nylon). À Pittsburgh, 40 000 femmes se sont même battues pour 10 000 paires de bas en nylon en stock ! Les "émeutes" ont cessé une fois que les niveaux de production nécessaires pour satisfaire le marché en plein essor ont été atteints. DuPont™ détenait le brevet

de cette innovation et ce n'est que face à des poursuites pour pratiques anticoncurrentielles en 1951, que la société a dû concéder la licence de fabrication du nylon à des concurrents, ce qui a introduit ce matériau toxique dans tant d'autres produits, en particulier dans la mode (voir p. 153).

Depuis, les poils de nos brosses à dents, y compris celles en bambou, sont toujours constitués de nylon, mais pour les collants, les matériaux ont évolué et on utilise certes encore du nylon, mais pas seulement. Il y a désormais le choix avec du polyamide, de l'élasthanne (dont la marque déposée est Lycra®), Tactel®, des microfibres... ou encore le polypropylène (PP).

Le polypropylène (PP)

Le polypropylène est un matériau essentiel aussi dans les industries du vêtement et du meuble, présentant divers types et utilisations spécifiques. Il est par exemple utilisé dans la confection de chaussettes en raison de sa capacité à réguler la température et à évacuer la transpiration. Le polypropylène est un tissu très léger, lavable, et se porte facilement sous les vêtements, ce qui favorise son utilisation dans la fabrication des sous-vêtements. Il sert aussi pour l'entoilage, renforçant les ceintures, les cols, les zips, les assises de chaises ou de canapés...

Il a aussi des usages paramédicaux : il est parfait pour traiter des douleurs musculaires et ligamentaires, car le tissu reste en contact direct avec la peau ; il est aussi utilisé dans la fabrication de masques médicaux certifiés N95, car il filtre très bien les particules. Enfin, il est aussi présent dans la fabrication de lingettes humides, puisqu'il a tendance à être élastique et à absorber les liquides. En revanche, il n'est pas destiné à être lavé et réutilisé.

Malgré tous ces avantages, plusieurs études ont révélé que l'un des additifs utilisés dans le polypropylène présente une activité œstrogénique : additionné à d'autres perturbateurs endocriniens du quotidien, il favorise le cancer du sein. Quel beau cadeau, vous ne trouvez pas ?

Par ailleurs, en raison de sa composition, il ne doit pas être séché en machine ni repassé. En effet, le soumettre à la chaleur libère des particules toxiques si elles sont inhalées.

LES FEMMES SONT PLUS EXPOSÉES À LA POLLUTION PLASTIQUE

Ironie du sort ? Les femmes et les hommes ne sont pas égaux face à la pollution plastique. La population féminine est plus vulnérable face à la pollution microplastique et ce, pour plusieurs raisons.

Les causes biologiques

Le corps des femmes absorbe plus facilement les toxines des substances chimiques présentes dans le plastique, car leur niveau d'œstrogène et le volume de graisse sont plus importants dans le métabolisme féminin que chez l'homme, ce qui implique une sensibilité plus forte à certains perturbateurs endocriniens, comme les bisphénols et les phtalates[1].

En effet, les toxines ont la capacité de se stocker dans les réserves de graisse du corps, notamment les seins, les fesses, les hanches, les cuisses, et ce, plus particulièrement lors de différents cycles de la vie des femmes, tels que la puberté, les menstruations, la grossesse, la lactation ou la ménopause.
En fait, cette accumulation de toxines dans les tissus adipeux peut s'étendre sur plus de la moitié de la vie d'une femme, avec des conséquences significatives sur leur santé, notamment en ce qui concerne les cancers du sein (voir p. 111), les cancers colorectaux (voir p. 116), l'infertilité (voir p. 121) et l'endométriose (voir p. 145). Pendant la grossesse, les effets sur le fœtus sont très préoccupants.

---

1. Heinrich-Böll-Stiftung. (2020, 24 février). *Atlas du plastique*. Heinrich Böll Stiftung. Récupéré de https://fr.boell.org/fr/2020/02/24/atlas-du-plastique

EFFETS DES PERTURBATEURS ENDOCRINIENS CHEZ LES HOMMES

Bien que les femmes soient plus directement touchées, il est important de souligner que les perturbateurs endocriniens ont également des effets néfastes sur la santé des hommes. L'organisation mondiale de la santé (OMS) soupçonne que les perturbateurs endocriniens sont à l'origine de formes de cancers hormono-dépendants, comme le cancer du testicule. Ils peuvent également avoir des incidences sur la fertilité masculine, la qualité du sperme, ainsi que favoriser le développement de l'obésité, du diabète, des maladies neurologiques, le déclenchement précoce de la puberté, et des malformations congénitales telles que la cryptorchidie (absence d'un ou des deux testicules dans le scrotum) et l'hypospadias (malformation de l'urètre chez les hommes).

En résumé, l'exposition aux perturbateurs endocriniens présents dans le plastique est une préoccupation majeure en raison de ses multiples impacts sur la santé, tant pour les femmes que pour les hommes, ainsi que sur le développement fœtal.
Des mesures s'imposent donc pour réduire cette exposition au plastique et au plastique recyclé afin de protéger la santé humaine.

La pression sociale

La pression sociale sur les femmes est indéniable. Dans notre société moderne, elles sont soumises au diktat de la beauté fatale, aux contraintes d'être toujours belles, désirables et de demeurer jeunes éternellement. Notre société pousse les femmes, et surtout les jeunes filles, à utiliser tous types de produits de beauté qui, comme les produits d'hygiène, contiennent du plastique.

Pour maintenir une image de beauté idéalisée poussée à son paroxysme *via* les filtres des réseaux sociaux, les femmes utilisent de manière quotidienne une variété de produits tels que crèmes, maquillages, vernis... Un quart des femmes dans les pays industrialisés utilisent jusqu'à 15 produits de beauté chaque jour. Cependant, avec la nouvelle tendance qu'ont les hommes d'être plus soucieux de leurs apparences, ils deviennent *de facto* de plus en plus exposés également en utilisant des produits de beauté.

La cosmétique représente 5 % des emballages plastiques en France, contribuant à environ 55 000 tonnes de déchets plastiques. Il est à noter qu'un emballage en plastique ou en plastique recyclé contamine en microplastiques son contenu, sans compter que de nombreuses marques cosmétiques ajoutent intentionnellement des microplastiques dans leurs produits de beauté et d'hygiène.
Ces microplastiques, appelés "microbilles", sont incorporés dans les exfoliants pour le visage et le corps, les dentifrices, les shampoings, les crèmes à raser, mais aussi dans le maquillage, le vernis à ongles, les crèmes solaires et les déodorants. Chaque année, environ 1 250 à 1 910 tonnes de microbilles sont délibérément ajoutées aux produits de soin.

L'hygiène féminine

De nombreuses femmes utilisent chaque mois des produits d'hygiène féminine, tels que les tampons et les serviettes hygiéniques. Cependant, ces produits ne sont pas exempts de plastique, ce qui peut avoir des implications pour leur santé et l'environnement.
Les tampons contiennent jusqu'à 6 % de plastique, tandis que les serviettes hygiéniques peuvent être constituées jusqu'à 90 % de plastique ! Le plastique est souvent utilisé dans ces produits pour améliorer leur capacité d'absorption et leur durabilité.

En France, une femme utilise en moyenne entre 12 000 et 15 000 unités de ces produits d'hygiène féminine au cours de sa vie, ce qui représente une consommation significative de plastique sur une période de plusieurs décennies.

En 2021, plus de 10 millions de femmes en France utilisaient des serviettes hygiéniques, plus de 9 millions des protège-slips, et 4,5 millions de personnes utilisaient des tampons, selon Statista[1].
L'utilisation de ces trois produits est en baisse depuis 2021, due à l'apparition de nouveaux produits comme les culottes menstruelles, les serviettes lavables et les coupes menstruelles.
Chaque femme devrait être informée précisément de la composition de ses produits d'hygiène féminine. C'est la moindre des choses. La mention "contient du plastique" devrait figurait sur chacun de ces produits !

La plupart des culottes menstruelles disponibles sur le marché sont fabriquées à partir de polyester et de nylon, donc du plastique ! Les femmes, utilisant ces solutions alternatives, mettent donc leur santé en danger, et la plupart du temps sans le savoir.

De plus, par la mauvaise qualité des produits bon marché, les populations les plus défavorisées sont également plus exposées au plastique. Toutes les femmes n'ont pas la possibilité d'opter pour des alternatives plus sûres et sans plastique selon leurs conditions économique et sociale.
L'association Règles Élémentaires, la Fondation des Femmes et le collectif Georgette Sand ont lancé en France, en 2023, une vaste campagne pour réclamer une véritable transparence quant à la composition des protections périodiques, avec la pétition #AfficheTaCompo.

Une véritable transparence cela signifie :
– l'accès aux informations sur la composition de toutes les protections périodiques, y compris les réutilisables, qui peuvent aussi contenir du plastique et des substances chimiques ;
– la possibilité d'acheter ces protections en étant en possession de toutes les informations. Ces dernières doivent donc être clairement visibles sur l'emballage. Ce n'est pas le cas aujourd'hui ;

1. Statista "Protections hygiéniques utilisées par les femmes qui ont leurs règles France 2021" Publié par Sheelah Delestre, 22 mai 2024. [en ligne : https://fr.statista.com/acercadenosotros/nuestro-compromiso-con-la-calidad/3376/sheelah-delestre].

– la connaissance de la présence de résidus allergisants ou potentiellement toxiques ;
– la connaissance de l'impact de l'utilisation de ces protections sur la santé.

Ces produits sont utilisés de manière prolongée et répétée, en contact avec les muqueuses les plus poreuses du corps des femmes, donc la question de la sécurité des produits menstruels est un sujet de préoccupation croissant et en aucun cas négligeable. Toutes les femmes devraient se mobiliser pour exiger davantage d'informations sur ces produits, une plus grande implication de la part de nos décideurs politiques et des engagements plus fermes de la part des fabricants. Les inquiétudes concernant la présence de produits chimiques toxiques dans les tampons, les serviettes hygiéniques et d'autres produits menstruels sont justifiées en raison des problèmes de santé qu'elles suscitent, notamment l'endométriose (voir p. 145), des perturbations de la fertilité, (voir p. 121) des problèmes de thyroïde (voir p. 143), des cancers (voir p. 111).

Il est essentiel que les consommateurs et les organismes de réglementation s'assurent que ces produits soient rigoureusement évalués et réglementés pour garantir leur sécurité. À l'heure actuelle, il n'existe pas de réglementation à la hauteur tenant compte des préoccupations soulevées, et il est plus que regrettable que les acteurs de l'industrie des produits menstruels ne se soient pas encore engagés de manière unanime pour éliminer le plastique et les matériaux potentiellement nocifs de leurs produits.
Cela est d'autant plus troublant que les serviettes hygiéniques et les tampons sont utilisés à un moment où les femmes sont particulièrement vulnérables sur le plan de la santé (durant leurs menstruations). Cette situation constitue un scandale sanitaire qui nécessite une action immédiate.

Les inégalités sociales

La pollution plastique est un problème environnemental majeur qui a des conséquences graves sur la santé humaine, notamment en augmentant les risques de cancers et d'autres maladies. Parmi les populations touchées, les jeunes femmes sont particulièrement vulnérables, ce qui révèle une autre inégalité frappante par rapport aux hommes. Osons briser le silence autour de cette réalité.

Selon une étude publiée en novembre 2017[1] dans la revue *Cancer*, les femmes ont six fois plus de risques d'être abandonnées par leur partenaire après un diagnostic de cancer que les hommes dans la même situation. Les chiffres sont choquants : le taux de séparation ou de divorce atteint 20,8 % pour les femmes malades, contre seulement 2,9 % pour les hommes.

Cette étude, menée sur une période de deux ans, a suivi des patients âgés de 18 à 39 ans jusqu'à vingt-quatre mois après l'annonce de leur maladie. Les résultats montrent que les femmes en couple se retrouvent souvent seules au moment où elles ont le plus besoin de soutien et d'amour. Le cancer devient donc une double épreuve pour la plupart des femmes, car comme le disent les spécialistes du cancer, l'aide psychologique et l'amour du conjoint sont indispensables sur le chemin de la guérison. De plus, cette situation est souvent exacerbée par des difficultés financières suivant le divorce. Ces données mettent en lumière non seulement l'impact physique de la maladie, mais aussi les répercussions psychologiques et sociales dévastatrices, renforçant ainsi la nécessité d'une sensibilisation accrue et de mesures de soutien spécifiques pour les femmes atteintes de cancer[2].

L'inégalité sociale de genre, encore trop présente dans notre société, contraint les femmes à assumer près de deux fois et demie plus de

1. Sexual functioning among young adult cancer patients: A 2-year longitudinal study Chiara Acquati PhD, Brad J. Zebrack PhD, Anna C. Faul PhD, Leanne Embry PhD, Christine Aguilar MD, MPH, Rebecca Block PhD, Brandon Hayes-Lattin MD First published: 17 November 2017 – https://doi.org/10.1002/cncr.31030

2. Institut Curie : https://curie.fr/actualite/journee-mondiale-contre-le-cancer/cancer-au-feminin-les-impacts-sociaux-intimes-et

tâches ménagères que les hommes, comme l'a révélé une enquête de l'ONU[1].

Cette inégalité les expose de manière disproportionnée aux microplastiques et aux perturbateurs endocriniens présents dans les produits ménagers.
De plus, de nombreuses professions demeurent encore fortement féminisées, notamment celles liées aux métiers de la propreté et du soin – coiffeuse, esthéticienne ou femme de ménage –, exposant ainsi davantage les femmes aux produits contenant du plastique. Cette situation renforce l'injustice environnementale et sanitaire à laquelle les femmes sont confrontées en raison de ces inégalités persistantes.

Ces constats soulignent la nécessité de repenser notre relation avec les produits de beauté et les produits d'hygiène.
Il est crucial de sensibiliser les consommateurs aux enjeux liés aux microplastiques et de les encourager à faire des choix plus durables pour protéger la planète et leur santé.
Mais il est tout aussi capital de réduire l'utilisation de plastique dans ces produits et de favoriser des alternatives plus respectueuses de l'environnement et de notre santé.

Enfin, rappelons-nous que nous ne sommes pas tous égaux face à la pollution plastique ; elle n'affecte pas tout le monde de la même manière. Ainsi, elle représente non seulement **une catastrophe environnementale et sanitaire, mais aussi une injustice sociale profonde**.

1. *Autonomisation économique des femmes dans un monde du travail en pleine évolution*, rapport du Secrétaire général, E/CN.6/2017/3, décembre 2016 Lien internet: https://www.unwomen.org/fr/news/in-focus/csw61/redistribute-unpaid-work

LES *WASTE PICKERS*

À travers le monde, des millions de ramasseurs, que l'on appelle *waste pickers*, piétinent chaque jour dans des décharges à ciel ouvert, comme au Ghana, au Kenya, en Inde ou au Brésil, où l'accumulation des déchets peut parfois atteindre plus de 80 mètres de hauteur !
Ces *waste pickers* sont majoritairement des femmes et des enfants. Ils passent leur journée à y ramasser des produits électroniques ou des plastiques supposés être "recyclables". Cette réalité dévoile l'envers du décor du secteur du plastique recyclé (voir p. 173) : l'exploitation de femmes et d'enfants qui inhalent à longueur de journée les produits chimiques émis par ces déchets en décomposition, sans aucune protection. Ces travailleurs exploités sont confrontés à de nombreux accidents : coupures, blessures profondes, effondrements. **Plus de deux tiers des victimes de ces tragédies sont des femmes.**

SANTÉ DES FEMMES ET PLASTIQUE, UN DUO FATAL

LÉIOMYOMES UTÉRINS ET CANCER DU SEIN[1]

Une étude cas-témoins – c'est-à-dire une étude statistique basée sur l'observation rétrospective – a exploré comment l'interaction avec des produits en plastique affecte l'incidence des léiomyomes utérins, une affection gynécologique. Les résultats de cette étude ont montré qu'une exposition fréquente aux produits en plastique était liée à un risque accru de léiomyomes utérins.

---

1. Andrea S. Blevins Primeau, PhD, "Plastic and Cancer", *Cancer Therapy Advisor*, 2018 [en ligne : www.cancertherapyadvisor.com/home/tools/fact-sheets/plastics-and-cancer/].

Une autre étude cas-témoins s'est penchée sur la relation entre la localisation géographique, en particulier la proximité de sites industriels, et le risque de cancer du sein. Les résultats de cette étude ont révélé qu'il existait un risque accru de cancer du sein parmi les femmes vivant à moins de trois kilomètres de sites industriels impliqués dans le traitement de surface de plastiques et de métaux.

Problèmes de thyroïde

Les perturbateurs endocriniens présents dans certains plastiques, notamment les bisphénols (comme le BPA) et les phtalates, sont connus pour interférer avec le fonctionnement normal de la glande thyroïde. Ces substances chimiques peuvent imiter ou bloquer les hormones thyroïdiennes, affectant ainsi le métabolisme et d'autres fonctions corporelles régulées par la thyroïde.

Les études ont montré que l'exposition à ces produits chimiques pourrait contribuer à divers problèmes de santé thyroïdienne, particulièrement chez les femmes, car elles sont généralement plus sujettes aux désordres thyroïdiens que les hommes. Les impacts potentiels incluent des modifications du niveau des hormones thyroïdiennes, des changements dans le développement de la glande thyroïde, et même une augmentation du risque de maladies thyroïdiennes auto-immunes[1].

L'endométriose

À travers le monde, l'endométriose affecte environ 10 % des femmes en âge de procréer, soit approximativement 190 à 200 millions de femmes. Parmi elles, 40 % rencontrent des problèmes d'infertilité et 25 à 40 % d'entre elles souffrent lors des rapports sexuels.

1. Gore, A.C., La Merrill, M.A., Patisaul, H.B., and Sargis, R. Endocrine Disrupting Chemicals: Threats to Human Health. The Endocrine Society and IPEN. February 2024.

En France, cette maladie touche 1 à 2 femmes sur 10 en âge de procréer, représentant entre 2 et 4 millions de femmes[1]. Le délai moyen pour obtenir un diagnostic est de 7 ans, ce qui entraîne souvent une errance médicale et de l'incompréhension pour les patientes.
Les coûts annuels associés à l'endométriose, incluant les soins médicaux et la perte de productivité, s'élèvent à 9,5 milliards d'euros[2].

Microbiote et endométriose

L'endométriose est une affection médicale complexe dont la survenue est largement attribuée à un déséquilibre hormonal et à une inflammation persistante dans le corps. Le mauvais fonctionnement du microbiote qui en découle est à l'origine de l'endométriose. Elle se traduit fréquemment par des symptômes douloureux et peut impacter durablement la qualité de vie des femmes qui en sont atteintes. De plus, l'association entre endométriose et troubles digestifs a été établie pour 90 % des femmes affectées, notamment le syndrome de l'intestin irritable. De plus en plus de femmes atteintes d'endométriose présentent des déséquilibres intestinaux, qualifiés de dysbiose, qui affectent différentes parties de leur tractus digestif, qu'il s'agisse d'une dysbiose buccale, gastrique ou intestinale, tels que des ballonnements, des diarrhées et des constipations.
Il semble y avoir un lien complexe entre ces deux maux. Ces troubles digestifs surviennent parfois en conjonction avec l'endométriose, ce qui ajoute un fardeau aux personnes touchées.
Face à l'endométriose, une maladie intrinsèquement complexe, il est impératif d'adopter une attitude empreinte d'humilité et de prudence. Les mécanismes sous-jacents de cette maladie donnent lieu à de nombreuses hypothèses, aucune n'étant encore totalement élucidée. Parmi ces théories en cours d'exploration, le rôle du microbiote intestinal est une piste prometteuse, mais il convient de procéder avec circonspection.

---

1. Femmes Endo & Co : https://www.femmesendoandco.org/lendometriose
2. Fondation pour la recherche sur l'endométriose : www.fondation-endometriose.org.

Il est indéniable que les avancées dans la recherche sur le microbiote promettent d'apporter des améliorations significatives à la vie des patientes souffrant d'endométriose.

Endométriose et microplastiques

Une hypothèse émergente suggère que ces troubles digestifs pourraient, du moins en partie, résulter de l'exposition aux microplastiques que nous ingérons quotidiennement.
Les femmes ingèrent des particules de plastique en raison de leur présence omniprésente auprès des produits du quotidien, comme les serviettes hygiéniques, les tampons, les produits de beauté, le maquillage, les sous-vêtements, mais aussi bien évidemment de toutes les sources d'exposition communes à l'ensemble de la société que nous avons déjà évoquées (alimentation, vêtements, médicaments, etc.).
Les microrésidus de polyéthylène, matière plastique la plus commune de la planète, ne favorisent pas la présence de bactéries bénéfiques dans nos intestins, ce qui perturbe l'équilibre du microbiote intestinal, qui joue un rôle essentiel dans la digestion et l'absorption des nutriments. Des chercheurs de Le Mans Université rattachés au Centre national de recherche scientifique (CNRS) et de l'université Clermont-Auvergne avec l'Institut national de recherche agronomique (Inrae) en ont fait l'expérience, *in vitro*, dans le cadre d'une étude publiée dans le *Journal of Hazardous Materials*[1].

Une étude publiée en mai 2024 dans le journal *Ecotoxicology and Environmental Safety*[2] a comparé la présence de microplastiques détectés dans des échantillons d'urines de personnes en bonne santé et de celles atteintes d'endométriose.

---

1. Flora Founier, *et al.*, “Microplastics: What happens in the human digestive tract ? First evidences in adults using in vitro gut models”, *Journal of Hazardous Materials*, 2023, vol. 442, [en ligne : https://doi.org/10.1016/j.jhazmat.2022.130010].
2. Jeanette M. Rotchell, Chloe Austin, Emma Chapman, Charlotte A. Atherall, Catriona R. Liddle, Timothy S. Dunstan, Ben Blackburn, Andrew Mead, Kate Filart, Ellie Beeby, Keith Cunningham, Jane Allen, Hannah Draper, Barbara-ann Guinn, Microplastics in human urine: Characterisation using µFTIR and sampling challenges using healthy donors and endometriosis participants, Ecotoxicology and Environmental Safety, Volume 274, 2024, 116208, ISSN 0147-6513, https://doi.org/10.1016/j.ecoenv.2024.116208.

Les niveaux moyens de particules de microplastiques dans les échantillons d'urines de donneurs sains et de patients atteints d'endométriose étaient respectivement de 2 575 et 4 710 particules par litre. Les particules de microplastiques plus grandes et de forme irrégulière identifiées dans les échantillons d'urines des patients atteints d'endométriose soulignent la possibilité de développer des réponses inflammatoires et liées au stress oxydatif, ce qui pourrait influencer le développement de l'endométriose.

> L'endométriose est la première cause d'hypofertilité chez la femme.

Comment détecter l'endométriose et prévenir une aggravation ?

La maladie se manifeste dès les premières règles. Il est donc essentiel d'observer attentivement les jeunes filles pendant cette période, d'évaluer l'intensité des douleurs, de déterminer si elles doivent être alitées ou si elles ne sont pas en mesure de suivre leurs cours normalement. Il est établi que des règles précoces, survenant avant l'âge de 11 ans, représentent un facteur de risque pour cette maladie, tout comme le fait d'avoir une mère ou une sœur atteinte (facteurs génétiques). C'est pourquoi sensibiliser précocement les jeunes filles âgées de 11 à 13 ans à la réduction de l'utilisation de produits en plastique ou contenus dans du plastique dans leur quotidien, notamment dans leur pratique de la *fast fashion*, c'est-à-dire l'achat régulier de vêtements neufs bon marché et donc de mauvaise qualité – qui sont composés principalement de matières synthétiques.

Afin de mieux aider chaque femme touchée par l'endométriose, il serait judicieux de mettre en place une évaluation minutieuse de leur régime alimentaire, de leurs habitudes de consommation, notamment en identifiant les produits de leur quotidien contenant des microplastiques. Cette analyse devrait permettre de mettre l'accent sur les éléments susceptibles de perturber la digestion et de déséquilibrer le microbiote intestinal.

Grossesse : des microplastiques détectés dans le placenta

En janvier 2021, de minuscules molécules de plastiques ont été détectées dans des placentas humains[1], constituant ainsi la "première preuve de la présence de microplastiques dans le placenta humain". (voir p. 102)

Une équipe de chercheurs et de médecins d'Ostrava a démontré pour la première fois la présence de microplastiques dans le liquide amniotique humain en plus du placenta. Les échantillons ont été prélevés par un drainage prématuré du liquide amniotique sur des femmes dont la grossesse était compliquée. Chez neuf femmes sur dix, la présence de microplastiques dans le liquide amniotique ou le placenta a été confirmée[2].

Cette découverte souligne une fois de plus l'importance de mieux comprendre les effets potentiels de l'exposition aux microplastiques sur la santé humaine, en particulier pendant la grossesse. Elle met également en évidence le besoin de réduire l'utilisation de plastique pour les femmes enceintes et de prendre rapidement des mesures pour minimiser la pollution plastique dans l'environnement.

DHEP ET ANOMALIES GÉNITALES CHEZ LES BÉBÉS

Chez les bébés garçons, l'exposition prénatale au DEHP a été liée à des phénomènes tels que la cryptorchidie (l'absence de descente d'un ou des deux testicules dans le scrotum) et l'hypospadias (une malformation de l'urètre).

---

1. Antonio Ragusa, Alessandro Svelato, Criselda Santacroce, Piera Catalano, Valentina Notarstefano, Oliana Carnevali, Fabrizio Papa, Mauro Ciro Antonio Rongioletti, Federico Baiocco, Simonetta Draghi, Elisabetta D'Amore, Denise Rinaldo, Maria Matta, Elisabetta Giorgini, "Plasticenta: First evidence of microplastics in human placenta", *Environment International*, 2021, vol. 146, [en ligne : https://doi.org/10.1016/j.envint.2020.106274].
2. Radio Prague International: https://english.radio.cz/ostrava-team-demonstrates-presence-microplastics-amniotic-fluid-and-placenta-8798991

Chez les filles, l'exposition peut affecter le développement des traits sexuels et potentiellement contribuer à des problèmes de fertilité plus tard dans la vie.

Une étude publiée en 2016[1] a révélé un lien direct entre l'exposition des femmes enceintes à un produit chimique perturbateur du système endocrinien particulier, le diéthylhexyl pthalate (DEHP), et des anomalies dans les organes reproducteurs des nouveau-nés mâles. Dr. Sheela Sathyanarayana, chercheuse en santé environnementale pédiatrique au Seattle Children's Research Institute, qui a dirigé l'étude, a déclaré : "Pour la première fois, nous avons montré que plus la concentration de DEHP dans l'urine d'une mère était élevée, plus son garçon était susceptible de naître avec une anomalie génitale. C'est la première fois que nous avons pu montrer que l'exposition à un produit chimique perturbateur endocrinien peut entraîner des modifications du système reproducteur."
Les médecins et les chercheurs sont désormais conscients que les composés chimiques artificiels que l'on trouve couramment dans les plastiques, les aliments, les produits de soins personnels et les matériaux de construction peuvent interférer avec le fonctionnement des hormones comme l'œstrogène et la testostérone dans le corps.

L'un des plus grands scandales, c'est que le DEHP est utilisé dans les jouets depuis plus de 40 ans. Les phtalates sont globalement utilisés dans beaucoup de plastifiants, dont les anneaux de dentition, les sucettes ou encore les hochets (voir p. 78).
L'utilisation en cosmétique de cet ingrédient toxique affecte également les jeunes adolescentes qui commencent à utiliser ces produits de maquillage dès l'âge de onze ans, comme mentionné dans l'ouvrage *Acheter le cancer* de Vivienne Harris.

---

1. Sheela Sathyanarayana, Richard Grady, Emily S. Barrett, Bruce Redmon, Ruby H.N. Nguyen, Julia S. Barthold, Nicole R. Bush, Shanna H. Swan, "First trimester phthalate exposure and male newborn genital anomalies", *Environmental Research*, 2016, Vol. 151, pp. 777-782, [en ligne : https://doi.org/10.1016/j.envres.2016.07.043].

Beauté et soins : une source sans fin de pollution microplastique

L'industrie de la beauté et de la cosmétique se trouve actuellement au cœur d'un débat crucial concernant les plastiques. La question de savoir s'il est possible de se passer entièrement du plastique pour conditionner des produits d'hygiène et de beauté est posée, mais la réponse est souvent que cette tâche est actuellement difficile, voire impossible. Cependant, malgré cette difficulté, de nombreuses marques s'engagent à réduire leur consommation de plastique, voire à évoluer vers des alternatives sans plastique. Malheureusement encore trop de marques, au lieu de se tourner vers des matériaux biosourcés ou en verre, continuent de privilégier le recyclage du plastique, une approche qui ne résout pas le problème sous-jacent de la pollution plastique tout en mettant en danger la santé de leurs consommatrices.

Le fléau des microbilles

Pire encore, les particules de microplastiques, communément désignées sous le terme de “microbilles”, sont encore largement utilisées comme agents abrasifs dans une vaste gamme de produits cosmétiques et de soins. Elles se retrouvent couramment dans les gommages pour le visage, les gels douche, les dentifrices, les rouges à lèvres ainsi que dans de nombreux écrans solaires (voir p. 151). Ces microbilles sont incorporées volontairement dans ces produits pour exfolier la peau, nettoyer en profondeur ou ajouter une texture agréable. Cependant, leur utilisation contribue considérablement à la pollution microplastique dans les océans, mais met aussi en danger la santé des femmes qui les utilisent quotidiennement.

Chaque fois que l'on se brosse les dents, que l'on se nettoie le visage ou que l'on prend une douche avec ces produits, nous contribuons (malheureusement la plupart du temps sans le savoir) à libérer davantage de MNP dans l'océan et dans notre organisme.

> Chaque année, entre 5 et 14 millions de tonnes de plastique se déversent dans les océans depuis les zones côtières.

Des ingrédients à hauts risques

Il a été démontré que l'inhalation de petites particules telles que les nanoplastiques provoquent, entre autres, de l'asthme (voir p. 96), des maladies cardiaques (voir p. 118) et le cancer (voir p. 111).
Alors, lorsque vous devez acheter un produit de beauté ou de soins, **soyez toujours vigilant, tant à l'égard du contenant que du contenu des produits.**
Si vous lisez les mots "polyéthylène", "polypropylène" ou "polyéthylène téréphtalate", ce produit contient des microplastiques dans sa formulation.

D'après une campagne Plastic Soup Foundation, environ 83 % des produits solaires[1], 80 % des désinfectants pour les mains[2], 71 % des shampooings, et 61 % des crèmes pour le visage contiennent des microplastiques.
Une étude menée par Beat the Microbead[3] a révélé que même une crème anti-rides contenue dans un emballage en plastique peut contenir une quantité significative de microplastiques. Le résultat est terrifiant : une seule bouteille de 50 ml contient environ "1,48 million de particules de polyéthylène" !
Pour vérifier la composition des produits que vous utilisez, nous vous recommandons de télécharger l'application Beat the Microbead[4] et de scanner la liste des ingrédients des produits de votre salle de bains. Les résultats de cette analyse peuvent être alarmants, mais il est plus prudent de savoir que d'ignorer.

---

1. Madhuri Prabhakar, "Microplastics in your sunscreen can be more dangerous than you think", *Beat the Microbead*, juillet 2021, [en ligne : https://www.beatthemicrobead.org].
2. Madhuri Prabhakar, "About 80% of hand sanitisers & gels contain microplastics", *Beat the Microbead*, janvier 2021, [en ligne : https://www.beatthemicrobead.org].
3. Madhuri Prabhakar, "Up to 1.5 million plastic particles in your anti-wrinkle cream?", *Beat the Microbead*, avril 2019, [en ligne : https://www.beatthemicrobead.org].
4. Application disponible sur AppStore et Google Play.

Conseil aux femmes : choisissez un produit avec des options plus respectueuses de l'environnement et surtout plus respectueuses de votre santé, notamment au moment où vous êtes la plus vulnérable (puberté, grossesse, allaitement, menstruations, ménopause).

SOUS LE SOLEIL EXACTEMENT

Au soleil, il est très important de se protéger, mais saviez-vous que la plupart du temps, lorsque vous mettez de la crème solaire, il y a de fortes chances pour que vous soyez recouvert de milliards de microplastiques ?
Bon nombre de crèmes solaires continuent d'utiliser du dioxyde de titane et de l'oxyde de zinc sous forme de nanoparticules pour éviter l'effet "traces blanches". À cette échelle minuscule (moins de 100 nanomètres), ces nanoparticules ont la capacité de pénétrer n'importe quelle barrière, que ce soit celle des coraux, mais aussi celle de la peau humaine… et même celle du placenta !
Selon la Plastic Soup Foundation, un groupe militant néerlandais luttant contre la pollution plastique des eaux, **un tube de crème solaire peut contenir jusqu'à 100 billions de particules plastiques ajoutées intentionnellement** pour lier les ingrédients, former une fine couche sur la peau, ou encore pour rendre la crème résistante à l'eau[1].

Est-ce dangereux de nous enduire ainsi de plastique ? Pour certains scientifiques, cela ne fait aucun doute. Dr Heather Leslie, écotoxicologue à l'université libre d'Amsterdam aux Pays-Bas, explique que les plastiques "utilisés dans les cosmétiques qu'on ne rince pas sont généralement de l'ordre du micromètre, voire

1. Plastic Soup Foundation, "100 000 000 000 000 plastic particles in one sunscreen", [en ligne : https://www.plasticsoupfoundation.org/en/2016/03/100000000000000-plastic-particles-one-sunscreen].

plus petit encore" (un micromètre correspond à un millième de millimètre).
Plus la particule est petite, plus elle est dangereuse, car si elle mesure moins de 10 micromètres, elle a plus de chances de pénétrer les membranes biologiques". Autrement dit, ces microplastiques pourraient littéralement passer à travers la peau.

APPEL À L'INDUSTRIE DE LA BEAUTÉ

Forts de tous ces constats remontés par la science et parce que le développement durable, la santé et la biodiversité sont des sujets qui comptent aujourd'hui, nous prions l'industrie de la beauté de montrer l'exemple en s'engageant à ne plus utiliser de microbilles de plastique dans la production de ses produits de soins et de crèmes solaires sans plus attendre, en anticipant les échéances fixées par le règlement REACH de la Commission européenne (voir p. 62).
De plus, afin de poursuivre le chemin vers le progrès, nous leur demandons également de se mobiliser pour supprimer définitivement la matière plastique (PET, PP), recyclée ou non, de ses emballages et produits et d'utiliser des matériaux renouvelables ou à 100 % biosourcés.

L'industrie de la beauté relèvera-t-elle ce défi d'innovation ?

4.

LES LIAISONS DANGEREUSES DE LA MODE ET DU PLASTIQUE

L'industrie de la mode figure parmi les principaux consommateurs de plastique.

Depuis le début des années 2000, la production de vêtements a doublé et devrait passer de 62 millions de tonnes en 2015 à 102 millions de tonnes d'ici à 2030, représentant une valeur de 3,3 billions de dollars[1].

Peu de consommateurs sont conscients que cette production de vêtements en plein essor est rendue possible par des fibres synthétiques bon marché, principalement le polyester, que l'on trouve dans plus de la moitié de tous les textiles produits. Il existe une corrélation évidente entre la croissance de la production de polyester et celle de l'industrie de la *fast fashion* – l'une ne peut prospérer sans l'autre. Les deux phénomènes se nourrissent mutuellement. Pour véritablement limiter l'impact de la *fast fashion*, il devient donc crucial de réduire la production de polyester.

---

1. WWF. *Changing Fashion: The Impact of the Clothing Industry on the Environment and Society*. WWF, 2017, https://www.wwf.ch/sites/default/files/doc-2017-09/2017-09-WWF-Report-Changing_fashion_2017_EN.pdf

Près de 70 % des matières utilisées dans la confection des vêtements sont d'origine plastique, comprenant des textiles en polyester, acrylique et nylon. Cette estimation est soutenue par des rapports indiquant que la production de fibres synthétiques, principalement du polyester, devrait continuer à croître, atteignant jusqu'à 73 % de la production totale de fibres d'ici à 2030.

La production de fibres synthétiques pour l'industrie textile représente actuellement 1,35 % de la consommation mondiale de pétrole. Pour vous donner une idée de grandeur, cela dépasse la consommation annuelle de pétrole de l'Espagne. La mode est donc fortement dépendante de l'extraction continue de combustibles fossiles.

Ces matériaux synthétiques, reconnus pour leur légèreté, leur durabilité, leur abordabilité et leur flexibilité, présentent cependant un inconvénient majeur : à chaque lavage et à chaque utilisation, les vêtements synthétiques libèrent de minuscules fibres plastiques appelées “microfibres synthétiques”. Ces fragments de plastique, mesurant jusqu'à cinq millimètres, sont libérés à tout moment par usure et abrasion lorsque les vêtements sont portés, nettoyés ou repassés.

LA MODE ET LA POLLUTION PLASTIQUE : UN ÉTAT DES LIEUX

La mode par définition est axée sur l'obsession de l'apparence, laissant rarement aux consommateurs le soin de réfléchir à ce qui se cache réellement derrière.

> Aujourd'hui, les scientifiques estiment que les textiles produisent 35 % de la pollution microplastique dans les océans du monde (sous forme de microfibres synthétiques), ce qui ferait des textiles la plus grande source connue de pollution microplastique marine[1].

1. Article du NY Times: ‘Your Laundry Sheds Harmful Microfibers. Here's What You Can Do About It’ du 5 Août 2021, Katie Okamoto: https://www.nytimes.com/wirecutter/blog/reduce-laundry-microfiber-pollution/

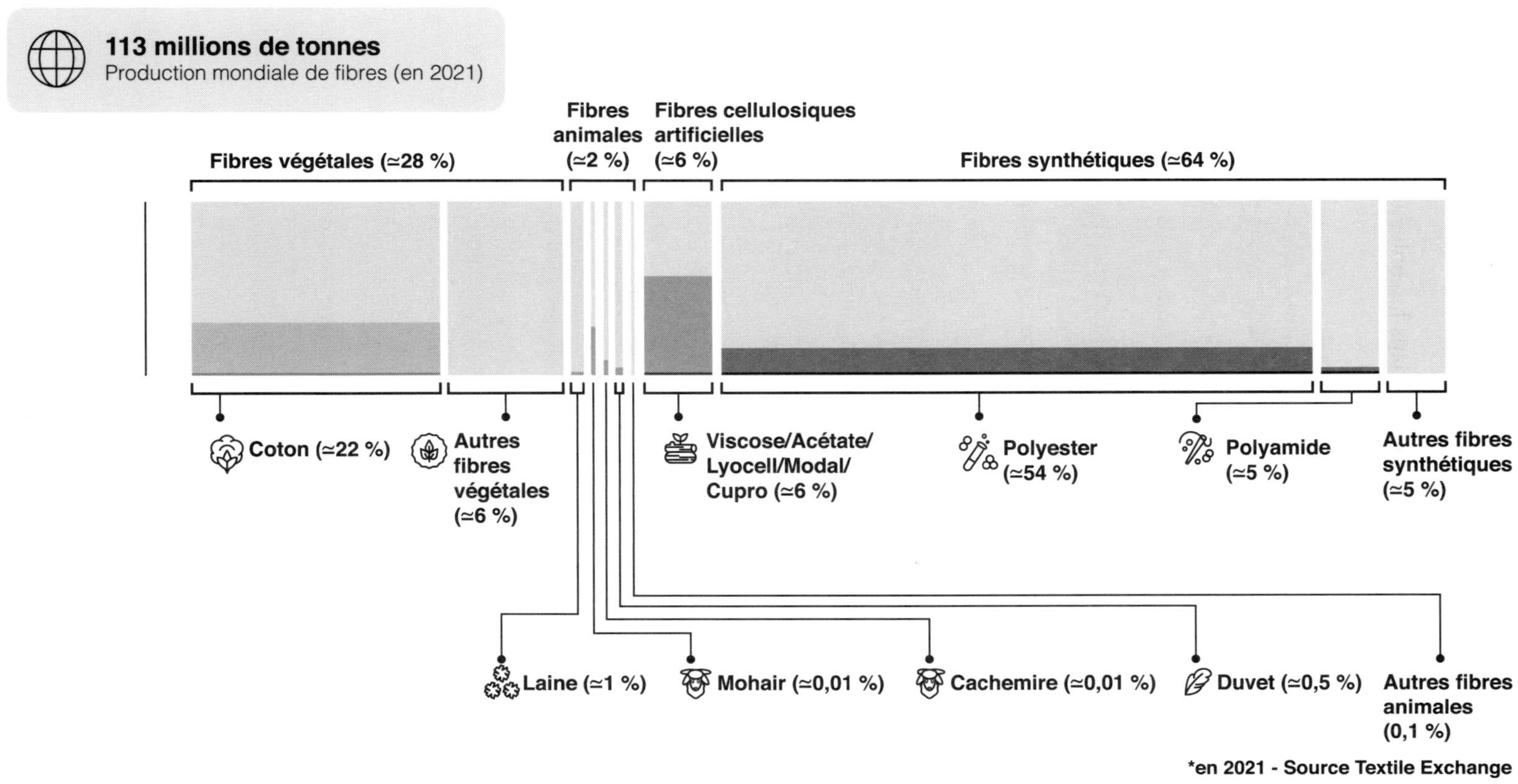

113 millions de tonnes
Production mondiale de fibres (en 2021)
Fibres végétales (≃28 %)
Fibres animales (≃2 %)
Fibres cellulosiques artificielles (≃6 %)
Fibres synthétiques (≃64 %)
Coton (≃22 %)
Autres fibres végétales (≃6 %)
Viscose/Acétate/Lyocell/Modal/Cupro (≃6 %)
Polyester (≃54 %)
Polyamide (≃5 %)
Autres fibres synthétiques (≃5 %)
Laine (≃1 %)
Mohair (≃0,01 %)
Cachemire (≃0,01 %)
Duvet (≃0,5 %)
Autres fibres animales (0,1 %)
*en 2021 - Source Textile Exchange

L'industrie de la mode elle-même a un impact considérable sur l'environnement, étant responsable de 20 % des eaux usées mondiales, de 10 % des émissions de carbone, et générant d'énormes quantités de déchets. Chaque seconde, l'équivalent d'un camion poubelle rempli de textiles est envoyé en décharge ou incinéré[1]. Et pour couronner le tout, nos vêtements contribuent également à la pollution plastique des océans et de l'air.

De manière alarmante, la production annuelle de polyester devrait tripler entre 2007, l'année où il est devenu la fibre dominante dans le monde, et 2025, selon Technon OrbiChem, une entreprise spécialisée dans les données chimiques.

En 2019, les émissions totales de gaz à effet de serre de la production textile s'élèvent à 1,2 milliard de tonnes par an[2], dépassant celles de tous les vols internationaux et du transport maritime combinés. Des substances dangereuses affectent la santé des travailleurs textiles et des personnes qui portent des vêtements, et elles se répandent dans l'environnement.

De nombreux vêtements sont fabriqués à partir de fibres synthétiques comme le polyamide, le polyester, l'acrylique et le nylon, souvent sans que les consommateurs en soient conscients. Ces matières, prisées pour leur élasticité, leur rapidité de séchage, leur douceur et leur légèreté dominent le marché. Environ 64 % des fibres produites mondialement en 2021 provenaient de la synthèse chimique, avec le polyester représentant 54 % de ces fibres synthétiques. La production et le traitement de ces fibres sont majoritairement localisés en Asie, en particulier en Chine.

L'industrie textile, qui utilise entre 20 000 et 40 000 substances chimiques pour le traitement et la teinture des tissus, est un important pollueur des nappes phréatiques, des cours d'eau et des mers. Ces substances, souvent cancérigènes ou nuisibles à la reproduction

1. UNEP. "Putting the brakes on fast fashion." *United Nations Environment Programme*, Nov. 2018 – www.unep.org/news-and-stories/story/putting-brakes-fast-fashion
2. World Economic Forum. "Ending the Era of Dirty Textiles." *World Economic Forum*, 26 Sept. 2019 – www.weforum.org/agenda/2019/09/ending-the-era-of-dirty-textiles/

et suspectées de causer des allergies et des perturbations hormonales, sont sources de risques pour la santé des ouvriers et des communautés proches des sites de production.

Les vêtements en fibres synthétiques, malgré leurs avantages apparents, contribuent non seulement à la pollution par les microplastiques aussi bien lors du lavage que de l'usage, mais leur production, leur distribution et le marketing utilisent également du plastique, exacerbant leur impact environnemental.

Production mondiale de fibres (millions de tonnes)[1]

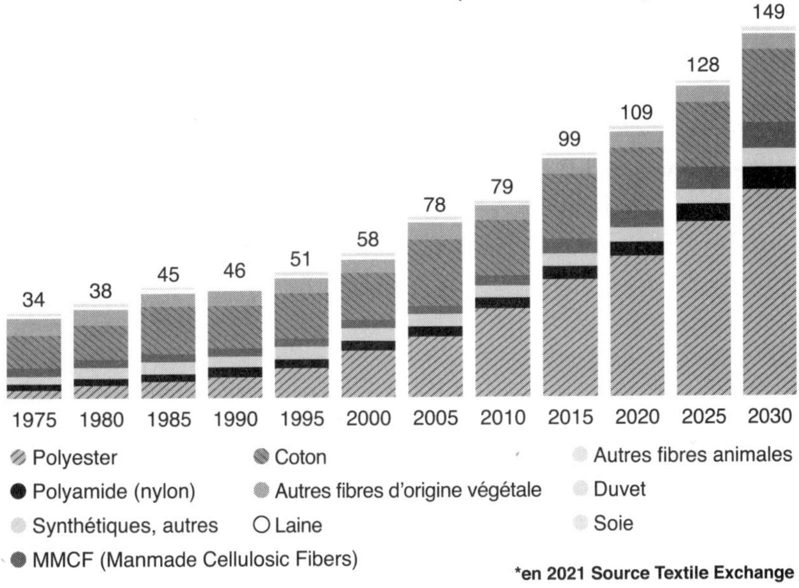

L'industrie textile est également un secteur significatif de l'économie mondiale, offrant des emplois à des centaines de millions de personnes dans le monde.

LE RECYCLAGE DU NYLON ET DU POLYAMIDE : UN DÉFI TECHNIQUE MAJEUR

L'initiative de géants industriels tels que BASF[1] pour développer des méthodes de recyclage pourrait sembler bénéfique pour le secteur de la mode. Cependant, l'industrie textile semble ignorer les risques pour la santé associés au simple contact de la peau avec le nylon et le polyamide.
L'industrialisation de ce processus de recyclage, loin d'être prometteuse ou rassurante, suscite des inquiétudes quant à ses conséquences néfastes potentielles sur la santé à long terme et sur l'environnement. Le recyclage d'un matériau toxique en un autre qui pourrait lui-même ne pas être recyclable met en lumière les limites et les failles du concept de polyester "circulaire".
BASF et Inditex affirment que la fibre recyclée conservera ses propriétés sans détérioration… C'est précisément ce qui nous alarme, étant donné que la toxicité de cette fibre synthétique est aujourd'hui connue.

L'objectif déclaré de BASF de doubler son chiffre d'affaires lié à l'économie circulaire d'ici à 2030, tout en restant à l'avant-garde de la production de polyamide, soulève des interrogations sur les motivations réelles derrière ce projet. En réalité, une innovation véritablement significative nécessite une réduction prioritaire de la production de nouveaux produits, plutôt que la génération de produits "circulaires" douteux et toxiques.

La mode pollue l'océan, mais surtout l'air

Le polyester, le nylon, l'acrylique et d'autres fibres synthétiques – qui sont toutes des formes de plastique – représentent désormais **environ 70 % du matériau qui compose nos vêtements dans le monde entier.**

1. www.basf.com/fr/fr.html

Les fibres synthétiques en plastique sont bon marché et extrêmement polyvalentes, offrant extensibilité et respirabilité pour les activités sportives, ainsi que chaleur et robustesse pour les vêtements d'hiver.

Ces fibres, ainsi que celles issues du recyclage, contribuent à la pollution plastique des océans d'une manière subtile mais omniprésente : les tissus pour lesquels elles sont utilisées s'infiltrent dans l'environnement en étant lavés. À chaque lavage, les vêtements libèrent des microfibres de plastique, dont environ 500 000 tonnes chaque année, contribuant à la pollution océanique, soit 16 fois plus que les microbilles de plastique des produits cosmétiques[1].

Les estimations varient, mais il est possible qu'une seule charge de linge libère des centaines de milliers de fibres de nos vêtements dans l'approvisionnement en eau. “Pensez au nombre de personnes qui lavent quotidiennement leurs vêtements et au nombre de vêtements que nous avons tous”, explique Imogen Napper, une scientifique marine de l'université de Plymouth qui est coauteure d'une étude parue en 2016 sur les fibres plastiques qui se détachent de nos vêtements[2].

Ces minuscules fibres plastiques traversent les usines de traitement des eaux usées, qui souvent n'ont pas de filtres assez fins pour les retenir. Les eaux usées traitées sont ensuite souvent déversées dans les rivières ou la mer, emportant avec elles des fibres de vêtements en plastique jusqu'à l'océan.

Et si je vous disais que nos vêtements, nos chaussures et nos accessoires fabriqués à partir de **ces fibres synthétiques créent aussi des microplastiques simplement en les portant...**

1. Ellen MacArthur Foundation, “A new textiles economy: Redesigning fashion's future”, 2017, [en ligne : www.ellenmacarthurfoundation.org/a-new-textiles-economy].
2. Imogen E. Napper, Richard C. Thompson, “Release of synthetic microplastic plastic fibres from domestic washing machines: Effects of fabric type and washing conditions”, *Marine Pollution Bulletin*, vol. 112, n° 1-2, 2016, [en ligne : https://doi.org/10.1016/j.marpolbul.2016.09.025].

Une étude datant de février 2020[1] démontre pour la première fois que **la libération directe de microfibres des vêtements dans l'air en raison de l'usure est d'égale importance que celle des rejets dans l'eau** !

Les semelles synthétiques de la plupart des chaussures laissent une traînée de microplastiques à chaque pas, contaminant les zones à forte circulation et se déversant dans les voies navigables. Avec 160 milliards de paires de baskets produites chaque année, l'impact est immense.

LE JEAN, CETTE ICÔNE DE LA MODE

Depuis que Levi Strauss a obtenu un brevet pour le jean en denim il y a 150 ans, ce pantalon est devenu le vêtement préféré dans le monde entier. À tout moment, la moitié de la population mondiale porte une paire de jeans. Cependant, ce que la plupart des gens ignorent, c'est que les jeans contiennent… du plastique !

Initialement, Strauss a conçu les jeans comme des vêtements de travail pour les mineurs et les agriculteurs, utilisant une toile de coton pratiquement indestructible et rigide. Cependant, il y a environ 20 ans, les consommateurs ont commencé à préférer des pantalons plus confortables et ajustés, ce qui a conduit les marques à les fabriquer à partir de matériaux plus doux et extensibles, intégrant ainsi des fibres synthétiques telles que le spandex et le polyester dans le tissu.

Actuellement, il existe un intérêt considérable pour les interventions axées sur la capture des eaux usées. Cependant, ces résultats suggèrent que des interventions plus efficaces seraient susceptibles de

1. Francesca De Falco, Mariacristina Cocca, Maurizio Avella, Richard C. Thompson, "Microfiber Release to Water, Via Laundering, and to Air, via Everyday Use: A Comparison between Polyester Clothing with Differing Textile Parameters", *Environ. Sci. Technol.* 2020, vol. 54, n° 6, pp. 3288–3296, [en ligne : https://doi.org/10.1021/acs.est.9b06892].

résulter de changements dans la conception des textiles ; on pourrait ainsi réduire considérablement les émissions dans l'air et l'eau.

L'OPTIM™, CE TISSU INNOVANT... ET SANS PLASTIQUE !

Prenons l'exemple de l'OPTIM™, un tissu résistant à l'eau fabriqué à 100 % à partir de laine mérinos, rendu possible **sans l'utilisation de produits chimiques ou de matériaux synthétiques.**
La technologie d'étirement des fibres d'OPTIM™, tourne les fibres de laine mérinos en fils, qui sont ensuite tissées pour créer un tissu résistant à l'eau. La densité du fil du tissu est ce qui confère à OPTIM™, ses propriétés résistantes à l'eau, avec son serrage rapproché de fils de laine mérinos fins qui ont été étirés pendant le traitement. Lorsque le tissu est mouillé, les fils se contractent pour créer un serrage extrême de la structure du tissu afin d'augmenter sa densité, ce qui le rend imperméable. Ce tissu est aujourd'hui utilisé pour fabriquer des maillots de bain et des imperméables.
Il est donc possible d'innover et de produire des fibres intéressantes, durables et... non toxiques !

Tant que l'industrie du textile et de la mode n'aura pas évolué sur le sujet, il y a trois recommandations générales pour les consommateurs :
1. acheter moins de vêtements ;
2. moins de synthétique, car c'est du plastique ;
3. ne laver ou mettre au pressing les vêtements synthétiques que si cela est vraiment nécessaire[1].

1. Brian Resnick, "More than ever, our clothes are made of plastic. Just washing them can pollute the oceans", *Vox*, 2019, [en ligne : www.vox.com/the-goods/2018/9/19/17800654/clothes-plastic-pollution-polyester-washing-machine].

DES HABITUDES DE CONSOMMATEURS À TRANSFORMER

Il est essentiel que les consommateurs comprennent l'impact à long terme de ces fibres synthétiques, qu'elles proviennent du plastique vierge ou du plastique recyclé, sur leur santé et sur l'environnement.
Puisqu'une seule lessive libère des centaines de milliers de fibres issues de nos vêtements dans l'approvisionnement en eau, et que nos vêtements, chaussures et accessoires fabriqués à partir de ces fibres synthétiques génèrent également des microplastiques simplement en les portant, il est important d'envisager des changements de comportements.

Voici quelques constats, d'après une étude indépendante menée par YouGov® en 2021 :

- une personne sur trois déclare ne vérifier que rarement, voire jamais, la composition des tissus lorsqu'elle effectue un achat en ligne ;
- 77 % des personnes estiment qu'il est important que les marques de vêtements et les détaillants précisent clairement les matériaux à partir desquels leurs vêtements sont fabriqués ;
- une personne sur trois estime qu'il serait plus facile de faire des choix durables si les magasins facilitaient le choix des vêtements en les triant par type de tissu ;
- 60 % des personnes estiment que si les magasins incluaient la composition des tissus dans le nom du produit ou permettaient aux consommateurs de choisir leur vêtement par type de tissu, cela faciliterait la prise de décisions durables.

Adopter un mode de consommation plus durable est essentiel pour aborder sérieusement le problème de la pollution. L'achat de vêtements d'occasion ou leur échange sont de bonnes pratiques pour diminuer la production de nouveaux articles. Cependant, cela ne réduit pas la pollution par les microplastiques si ces vêtements sont faits en matières synthétiques, car ils continuent de libérer des microplastiques avec l'usure ou le lavage.

Filter by Fabric[1], développé par Woolmark Company, est un appel pressant à chaque marque, détaillant, designer textile, éditeur et créateur de contenus de mode de passer à l'action, les exhortant à s'engager en faveur d'étiquettes de produits claires et sincères qui fournissent des descriptions précises des tissus. Il encourage également les citoyens à "trier par tissu" lors de leurs achats et à tenir compte de l'impact de la composition de leurs vêtements pour prendre des décisions éclairées axées sur la durabilité.

Le paradoxe de la mode durable

Les ambitions de la mode durable peinent souvent à s'accorder avec les contraintes commerciales. L'enquête du Programme for the Endorsement of Forest Certification (PEFC), réalisée par l'institut d'analyse YouGov®, publiée le 19 juin 2024 et intitulée "Fashion from Sustainable Forests: Insights from PEFC Latest Survey" a révélé un décalage notable entre les attentes des consommateurs et les progrès perçus des marques concernant l'approvisionnement durable des fibres dérivées de la cellulose (MMCF). Cette enquête, qui a inclus 5 329 adultes de 4 marchés européens (Royaume-Uni, France, Italie et Espagne), a mis en évidence que bien que 74 % des consommateurs considèrent qu'il est crucial pour les marques de s'assurer que leurs vêtements proviennent de forêts gérées de manière durable, seulement 25 % pensent que les marques répondent efficacement à leurs préoccupations environnementales (PEFC)[2].

Les consommateurs demandent transparence et pratiques durables, mais estiment que les marques n'en font pas assez.

Bien que les consommateurs affirment se soucier de la durabilité et être disposés à payer plus cher, leurs comportements réels ne reflètent souvent pas ces déclarations. Ce phénomène, connu sous le nom de "gap attitude-comportement", souligne l'importance de comprendre la psychologie des consommateurs pour pouvoir réaliser des avancées significatives.

1. Filter by Fabric: https://www.woolmark.com/environment/filterbyfabric/
2. https://www.pefc.org/news/fashion-from-sustainable-forests-insights-from-pefc-latest-survey

Les marques de mode durable doivent adopter des stratégies marketing efficaces, similaires à celles de la *fast fashion*, en intégrant les principaux moteurs des décisions d'achat des consommateurs : preuve sociale, satisfaction émotionnelle, prix et FOMO (Fear Of Missing Out, peur de manquer quelque chose).
C'est en comprenant et en s'alignant aux motivations profondes des consommateurs que les marques écoresponsables pourront réellement faire évoluer les choses.
La mode a la responsabilité de relever ce défi et de jouer ce rôle clé dans la promotion de pratiques durables et transparentes. Ce changement doit se faire en intégrant des stratégies marketing adaptées à la société, sinon on sera toujours en décalage.

MULTIPLICITÉ ET TECHNICITÉ DU PLASTIQUE

Tout ne va pas pouvoir se faire en même temps. Une préoccupation majeure pour l'heure est la pollution plastique générée par les types de plastique actuellement intégrés, de façon visible et invisible, dans la vie quotidienne de chacun, qui empoisonnent notre santé.
C'est cette course effrénée au plastique utilisé comme fourre-tout, et surtout presque partout dans notre vie de tous les jours, qu'il faut stopper, réduire et pour laquelle il faut mettre en œuvre et privilégier des alternatives, souvent déjà existantes.
Les principales sources de cette pollution plastique aujourd'hui sont l'industrie de l'emballage et du textile. Si nous parvenons rapidement à cesser d'utiliser du plastique dans ces deux secteurs uniquement, nous aurons déjà résolu plus de la moitié du problème de la pollution plastique à l'échelle mondiale.

LE VOILE DU *GREENWASHING* DANS LA MODE "RESPONSABLE"

Tandis que les consommateurs ont le pouvoir de modifier leurs comportements d'achat, les designers et les créateurs du milieu de la mode détiennent une influence bien plus large à travers leurs choix de matières lors de la conception et de la production.
En réorientant leurs habitudes créatives, en décidant de bannir les matières faites à base de plastique, ils peuvent non seulement répondre à la demande croissante pour des produits respectueux de l'environnement, mais également être des acteurs du changement, inspirant ainsi toute une industrie à repenser ses pratiques.

L'essor de la mode "responsable" a vu se multiplier des documentaires et des reportages visant à illuminer le paysage de la durabilité. Toutefois, encore trop d'entre eux illustrent parfaitement les manœuvres subtiles de l'industrie du plastique pour s'infiltrer dans l'univers de la mode dite "responsable". Et, ce qui est peut-être plus inquiétant encore, c'est l'absence de questionnement rigoureux de la part des présentateurs et journalistes de ces nombreux documentaires. Au lieu de creuser, d'avoir un esprit critique, de remettre en question, ils semblent parfois servir de simples porte-parole pour ces fausses solutions, devenant malgré eux des instruments de l'industrie du plastique.

Qu'il s'agisse de chaussures fabriquées à partir de 30 % d'algues mélangées à du thermoplastique ou de textiles et accessoires créés entièrement à partir de bouteilles recyclées, ces "innovations" soulèvent en réalité de graves préoccupations environnementales et sanitaires. Bien que l'utilisation d'algues puisse apparaître écologique à première vue, leur combinaison avec des plastiques traditionnels dérivés de pétrole annihile tout l'avantage potentiel, conduisant à fabriquer des produits nocifs (voir p. 196). Ces mélanges, bien qu'ils puissent sembler novateurs ou durables en surface, ont des conséquences environnementales et sanitaires importantes.

L'utilisation de telles matières, présentées comme durables, cache une réalité bien sombre. Leurs conséquences vont bien au-delà de ce que l'on peut imaginer. En effet, lors du lavage ou simplement par l'usure quotidienne, elles libèrent des substances toxiques et contribuent ainsi à la dissémination des microplastiques dans nos écosystèmes et nos organismes... tout comme les autres fibres plastiques. Ce qui est présenté comme une alternative écologique s'avère être, en fin de compte, un danger latent pour notre environnement et notre santé.

> C'est un rappel frappant de la nécessité d'une vigilance accrue face à ce qui est présenté comme "vert", "écoconception", ou "responsable".

Dans une ère marquée par la montée du *greenwashing* (voir p. 196), il est plus crucial que jamais que les consommateurs soient équipés pour différencier le véritable engagement écologique des tactiques marketing habilement déguisées. Le fait que ces matières synthétiques aient envahi jusqu'aux marchés traditionnels de Mongolie n'est rien de moins qu'un signal d'alarme, nous rappelant l'urgence d'agir avec discernement et responsabilité.

La fondation Ellen MacArthur est en partie responsable de cet engouement autour du plastique recyclé dans le secteur du textile. Dans son rapport[1], on peut lire :
"La manière dont nous concevons, produisons et utilisons les vêtements présente des inconvénients de plus en plus évidents. Le système textile fonctionne de manière presque entièrement linéaire : de grandes quantités de ressources non renouvelables sont extraites pour produire des vêtements souvent utilisés pendant une courte période, après quoi les matériaux sont principalement envoyés en décharge ou incinérés. Plus de 500 milliards de dollars de valeur sont perdus

1. Ellen MacArthur Foundation, "A new textiles economy: Redesigning fashion's future", *op. cit.*

chaque année en raison de l'utilisation insuffisante des vêtements et du manque de recyclage. [...] Ce rapport esquisse une vision d'un système qui fonctionne, offrant des avantages à long terme : une nouvelle économie textile basée sur les principes de l'économie circulaire. Il propose une direction vers laquelle l'industrie peut se mettre d'accord et concentrer ses efforts. Dans une nouvelle économie textile, les vêtements, les textiles et les fibres sont maintenus à leur plus grande valeur pendant l'utilisation et réintègrent ensuite l'économie sans jamais devenir des déchets."
Sachant que l'industrie du textile utilise près de 70 % de matières synthétiques, donc plastiques, il est dangereux de tenir de tels propos.

Dans le milieu de la mode, le *greenwashing* de l'économie circulaire du plastique est en marche, elle est même en passe de gagner ses lettres de noblesse. Tout ceci nous fait perdre un temps si précieux et nous fait croire que nous sommes sur la bonne voie. Quand allons-nous cesser de réinjecter ce poison dans un cercle qui n'a rien de vertueux ?
Ce comportement appelle à une prise de conscience tant à titre personnel – afin de consommer différemment pour notre propre santé –, que de la part des marques, qui devraient viser à offrir des vêtements de qualité, reflétant la personnalité des individus et favorisant les interactions sociales, tout en respectant l'environnement. Ce dialogue entre mode, philosophie et technologie doit encourager une industrie vestimentaire qui valorise l'individu tout en soutenant une vision durable de la société.

LA MODE DOIT SE MONTRER EXEMPLAIRE

L'industrie de la mode crée des effets de mode et, en ce sens, elle doit prendre ses responsabilités et des décisions sur les modèles textiles de façon à réduire drastiquement la pollution des microplastiques à la fois dans l'eau et dans l'air.

Difficile de compter sur l'industrie de la mode pour résoudre ce problème par des moyens volontaires, d'autant plus que que l'enquête de Plastic Pollution Coalition révèle que de nombreuses initiatives dans le secteur de l'"habillement durable" tentent de présenter le polyester comme plus durable que les fibres naturelles. Ce n'est pas seulement du marketing – ces évaluations sont utilisées pour prendre des décisions concrètes sur la demande et la production futures de fibres. Par exemple, les marques s'engageant dans le Global Fashion Agenda (GFA) Pulse prévoient de remplacer 30 % de leur coton par du polyester d'ici à 2030 !

Beaucoup dans l'industrie du textile ou de la mode n'ont pas encore pris la mesure de l'urgence.
Beaucoup, non pas encore compris qu'il est vital de cesser aujourd'hui d'utiliser du plastique pour leurs créations.
Beaucoup trop, encore, n'ont pas compris que même si ce défi semble immense, il existe un certain nombre d'actions simples à réaliser pour contribuer dès à présent et bien plus largement au changement.
Transformer les déchets plastiques en pièces de sport haute performance, en vêtements de mode ou en accessoires n'est pas une solution. Cela ne l'a jamais été. En fabriquant ces produits avec des déchets plastiques, ils amplifient le problème.
Forts du constat des études précédemment citées, nous savons que des millions de particules de microplastiques vont forcément polluer l'océan et l'air par simple usage ou lavage de ces produits en matière synthétique ou fait à base de plastique recyclé.

La Commission européenne avait promis une stratégie textile complète pour l'UE. Cependant, pour que la directive européenne sur les revendications vertes soit véritablement efficace contre le *greenwashing*, elle doit éviter d'y contribuer elle-même.
La récente directive PEFCR (Profil environnemental des produits basé sur l'analyse du cycle de vie) de juin 2024 se concentre trop sur la durabilité technique, négligeant d'autres indicateurs environnementaux cruciaux comme la "durée de vie" dite la "durée

de service" (DoS) des produits ou la façon dont nous les utilisons ou les portons. Le port prolongé des vêtements est essentiel pour réduire leur impact environnemental. Par conséquent, la DoS est nécessaire pour garantir des comparaisons de produits équitables et justifier de manière fiable les allégations environnementales faites aux consommateurs.

En outre, les limites actuelles de la PEFCR créent des divergences dans la prise en compte des matériaux naturels et synthétiques, désavantageant les matériaux naturels et favorisant l'utilisation continue de plastiques. Cela risque d'induire en erreur l'industrie et les consommateurs sans réduire réellement le stress environnemental lié aux vêtements et aux chaussures.

En fin de compte, l'absence de ces indicateurs clés signifie que la PEF (l'outil de calcul pour le Product Environnemental Footprint) n'est pas un outil adéquat pour "responsabiliser les consommateurs pour la transition verte", selon les objectifs de la directive GCD, et ne permet pas non plus de faire en sorte que "la mode rapide (fast fashion) soit démodée", comme le souhaite la stratégie textile de l'UE.

Au moment de la publication de ce livre, la PEF montre de vraies lacunes dans ses calculs de l'"unité fonctionnelle" des vêtements. Bien qu'elle se concentre sur la durabilité technique (résistance à l'abrasion, boulochage, etc.), seulement 37 % des vêtements sont usés techniquement avant d'être jetés, tandis que 35 % sont jetés pour manque de valeur perçue et 28 % pour des problèmes de taille.

En se basant uniquement sur la durabilité technique, la PEF fausse les comparaisons de produits et encourage l'utilisation continue de matériaux synthétiques, inefficaces pour réguler les volumes consommés et potentiellement néfastes pour l'environnement et les consommateurs.

De plus, les PEFCR (Product Environmental Footprint Category Rules) désavantagent injustement les fibres naturelles comme la laine et la soie, qui peuvent avoir une durée de vie prolongée en raison de leur haute valeur perçue.

Il existe un manque de recherche indépendante pour évaluer comment les attributs intrinsèques affectent la durée de service (DoS).

L'ajustement, la taille et le confort, cités par les consommateurs comme essentiels pour la DoS, sont actuellement absents des PEFCR. Une étude récente montre que seulement 8,8 à 12,8 % des vêtements s'ajustent correctement, bien que 28 % des vêtements jetés le soient à cause de problèmes de taille.

La stratégie de l'UE visant à rendre la *fast fashion* démodée est louable, mais manque de définition opérationnelle. La proposition française avec Écobalyse, définissant des paramètres comme la durée de présence sur le marché et le prix, pourrait être une base pour la PEF de l'UE.

L'absence de données fiables et de transparence limite les comparaisons valides et l'accès à la documentation nécessaire pour une consultation publique efficace[1].

La mode a toujours défini l'air du temps, faisant d'elle l'une des industries les plus influentes. Sa créativité sans limite lui confère également un devoir d'exemplarité. Bien que cette industrie ne soit pas toujours vertueuse, elle a le pouvoir et les moyens de véhiculer des valeurs, de faire changer les mentalités. Les jeunes designers ont cette responsabilité de révolutionner cette industrie, de faire entendre une nouvelle voix, un discours innovant qui ouvrira la porte à un nouvel air du temps, une ère sans plastique, sans matières synthétiques.

Actuellement, l'aspect écoresponsable est un enjeu crucial pour les marques, qui doivent l'intégrer dans leur fonctionnement quotidien. Cependant, l'utilisation croissante de plastique recyclé dans l'écoconception est un non-sens, à la fois sanitaire et écologique.

La meilleure approche consiste à améliorer la conception des textiles et des fils en supprimant les matières synthétiques. C'est dans ce domaine qu'il existe un besoin urgent de recherches. Aucun filtre ni traitement des eaux usées ne peut intercepter les particules rejetées dans l'atmosphère lorsque nous portons nos vêtements.

---

1. Rapport "L'Empreinte Environnementale des Produits Français (PEF) et le Coût Environnemental pour les Textiles – une Brève Introduction" de Veronica Bates Kassatly et Terry Townsend/ CRDC https://www.crdc.com.au/sites/default/files/pdf/French%20PEF%20%28in%20French%29.pdf

Après la pandémie de Covid, un espoir de changement significatif dans cette industrie avait émergé. Malheureusement, il semble que nous n'ayons rien appris de cette expérience... ou du moins pas assez pour mettre de nouvelles pratiques en action. Bien que de belles paroles aient été prononcées, les actions concrètes sont rares dans la mode. Cette situation est d'autant plus préoccupante aujourd'hui, car la mode contribue à nuire à notre santé, notamment avec les vêtements et sous-vêtements synthétiques qui sont en contact quotidien avec notre peau.

APPEL AUX ACTEURS DE LA MODE

Combien de microfibres plastiques pensez-vous qu'on libère dans les océans lorsqu'on lave des vêtements ou des chaussures fabriqués en matière synthétique ou à partir de déchets plastiques venus des océans ?

Combien de microfibres plastiques pensez-vous qu'on libère dans l'air lorsqu'on porte des vêtements ou des chaussures fabriqués en matière synthétique ou à partir de déchets plastiques venus des océans ?

Certaines marques croient fermement au pouvoir qu'elles ont d'utiliser leur influence et d'agir en réponse aux problèmes environnementaux. À celles-ci, nous demandons d'agir en ce sens et de cesser dès à présent la production de produits en plastique recyclé, car malheureusement, leur vente et leur production ne participent en aucun cas à réduire la pollution plastique, bien au contraire, elles y contribuent.

Ouvrez la voie au changement en contribuant à éliminer la pollution plastique, montrez l'exemple en cessant d'utiliser ces matières synthétiques ou ces plastiques recyclés.

Pour la sauvegarde de l'océan, de notre planète, et de notre futur, le changement doit se produire maintenant. Est-ce que l'industrie du textile et de la mode entendra notre appel ?

5.

L'HÉRÉSIE DU 100 % PLASTIQUE RECYCLÉ, UN NON-SENS SANITAIRE

Le plastique est dangereux ? Il n'y a qu'à s'en débarrasser ! Oui, mais... le plastique ne disparaît pas comme par magie lorsque nous le jetons à la poubelle ou dans le bac de recyclage le plus proche.

La pollution d'un produit en plastique débute bien avant qu'il ne devienne un déchet. Elle commence dès son extraction du sol. Plus de 99 % du plastique est issu de combustibles fossiles, comme le pétrole, le gaz et le charbon[1]. Nous touchons, ingérons et inhalons chaque jour les produits chimiques toxiques issus de ces matériaux. Et ces substances pénètrent notre organisme, où elles auront à terme des conséquences alarmantes.

Certains types de plastique, comme le PVC, sont particulièrement préoccupants, car ils peuvent contenir jusqu'à 80 % de leur poids en composés toxiques.

---

1. CIEL. "Fossil Fuels & Plastic." *Center for International Environmental Law*, 2023, www.ciel.org/issue/fossil-fuels-plastic/.

D'innombrables études découvrent ces produits chimiques dans le sang et d'autres tissus corporels et **même chez les bébés qui naissent maintenant "prépollués"**. (voir p. 102)

LE RECYCLAGE, EN QUOI CELA CONSISTE ?

Dans le règne du vivant, la notion de déchet n'existe pas, tout est recyclé.
Les déjections des uns sont les ressources des autres. Les vers de terre transforment la matière organique en nutriments plus accessibles pour les plantes. Leurs excréments, appelés turricules, améliorent la qualité et la structure du sol, favorisant ainsi une meilleure aération et rétention d'eau.
Les excréments des poissons libèrent des nutriments comme l'azote et le phosphore, qui fertilisent l'eau et soutiennent la croissance des plantes aquatiques et du phytoplancton, base de la chaîne alimentaire aquatique. Les excréments roses des baleines génèrent des efflorescences algales, créant une explosion de vie, produisant de l'oxygène et capturant le CO_2. Les excréments des baleines aident non seulement à soutenir la vie marine, mais aussi à réguler le climat de la Terre.
Les excréments des éléphants dispersent les graines de nombreuses plantes, contribuant à la construction et au maintien du vivant. C'est la magie de la nature, rien ne se perd et tout sert à quelque chose.

Et des exemples de recyclage dans la nature, nous pourrions continuer à vous en donner par milliers. C'est sur ce principe vertueux que repose le recyclage. Cependant, cette logique atteint rapidement ses limites avec le plastique. Les microplastiques générés par un produit en plastique recyclé ne représentent pas une ressource pour le vivant, à l'exception de quelques individus peu scrupuleux qui profitent de la vente de produits polluants au détriment de la santé de tous. Reconnaître notre erreur concernant le recyclage du plastique, revient simplement à admettre la réalité, cela ne traduit pas une préférence personnelle ou un point de vue.

LE RECYCLAGE DU PLASTIQUE, DES AVIS CONTRASTÉS

À chaque débat auquel j'ai eu l'occasion de participer, je suis toujours étonnée de la manière dont les autres intervenants présentent le recyclage du plastique comme une solution.
J'entends encore trop souvent des phrases telles que :
"Il faut recycler le plastique chaque fois que possible."
"Recycler le plastique est essentiel pour une gestion des déchets adéquate."
"Loin de moi l'idée de dire qu'il ne faut pas recycler, nous avons besoin de recycler plus et mieux, c'est certain."

J'observe également la prudence manifestée par des ONG comme Zero Waste France qui semble vouloir souligner une réalité complexe : "Le recyclage, s'il est indispensable pour une bonne gestion des déchets, ne doit pas devenir une fin en soi ni un écran de fumée qui fait oublier l'impératif de réduction des déchets."
De même, les propos du WWF semblent presque surréalistes lorsqu'ils expliquent l'échec de la réduction de la consommation de plastique par deux problèmes majeurs : "L'industrie du recyclage n'est pas rentable et ne parvient pas à se développer, et les consommateurs disposent d'un choix limité d'alternatives durables au plastique."[1]
Ou encore comment l'ONU prône et incite au recyclage : "Les trois principes de l'économie circulaire des plastiques, éliminer, innover et faire circuler, offrent une nouvelle vision d'un avenir durable. Cela signifie que nous devons nous efforcer d'éliminer les produits en plastique dont nous n'avons pas besoin, d'innover, afin que tous les plastiques dont nous avons besoin soient conçus pour être réutilisés, recyclés ou compostés en toute sécurité, et de faire circuler tout ce que nous utilisons afin de le garder dans l'économie et hors de l'environnement[2]."

---

1. WWF France. (2019, 5 mars). *Pollution plastique : À qui la faute ?*. WWF France. https://www.wwf.fr/sites/default/files/doc-2019-03/20190305_Rapport_Pollution-plastique_a_qui_la_faute_WWF.pdf
2. ONU, "Les progrès du Traité sur le plastique mettent l'accent sur l'économie circulaire", 27 janvier 2023, [en ligne : www.unep.org/fr/actualites-et-recits/recit/les-progres-du-traite-sur-le-plastique-mettent-laccent-sur-leconomie].

La réalité est pourtant bien plus simple et de nombreuses études aujourd'hui en attestent. Les plastiques ne s'alignent pas avec les principes d'une économie circulaire. Le recyclage du plastique ne peut donc pas fonctionner.
Pourquoi alors adopter de telles précautions ? Cette approche prudente a pour but d'éviter que l'accent mis sur le recyclage ne détourne l'attention de l'objectif premier qui est la diminution de la production des déchets, en particulier ceux en plastique.
Pourquoi avons-nous autant de mal à admettre que le recyclage du plastique n'est pas une solution ? Par moments, j'ai l'impression que nous agissons comme un couple pris dans une relation toxique, incapable de se séparer et qui vit dans le déni. Nous devons trouver le courage de nous libérer de cette relation malsaine que nous entretenons avec le plastique, avant qu'il ne soit trop tard.

Pourquoi avons-nous si peur de dire clairement à la population qu'il ne faut pas recycler le plastique ? Cette réticence à remettre en question l'efficacité du recyclage du plastique comme solution à la crise environnementale peut s'expliquer par plusieurs facteurs. D'une part, le recyclage est perçu comme une action tangible et immédiate que les individus et les sociétés peuvent entreprendre pour atténuer leur impact environnemental. D'autre part, admettre ses limites reviendrait à reconnaître l'ampleur du problème et la nécessité urgente de changements radicaux dans nos modes de production et de consommation. Cependant, cette position n'est finalement nourrie que par des idées reçues. Il est temps d'être direct : **le recyclage du plastique n'est pas une solution, et il ne l'a jamais été.** Au contraire, il nous fait perdre un temps précieux et contribue à aggraver une situation déjà critique.

> La vraie question n'est pas comment nous pourrions recycler plus et mieux, mais comment nous pourrions mettre en place l'élimination, l'éradication définitive de ces plastiques toxiques ?

UNE EMPREINTE INDÉLÉBILE

L'émergence des sciences de la nature au XVIIe siècle a marqué une période de profond changement dans le paysage intellectuel européen. Cette période, souvent considérée comme l'âge d'or des Lumières, a vu naître une confiance sans précédent dans la capacité de la raison et des méthodes scientifiques à décrypter les mystères de l'Univers. Le triomphe du monisme, courant philosophique qui postule que tout peut être réduit à une seule vérité ou principe explicatif, est devenu l'une des idées les plus influentes de cette époque. Le monisme a mis à mal les conceptions dualistes traditionnelles qui distinguaient l'esprit de la matière, ou le ciel de la terre. Il a offert une vision unifiée de la réalité, où tout est interconnecté et régi par des lois naturelles. Cette perspective a non seulement transformé la façon dont les Européens comprenaient le monde, mais elle a également façonné la manière dont ils interagissaient avec lui.
Les idées monistes ont contribué à une foi renouvelée dans le progrès humain. Si tout peut être compris à travers les lois de la nature, alors tout peut être contrôlé, manipulé ou amélioré. Cela a conduit à des innovations technologiques et scientifiques rapides, dont les effets se sont étendus bien au-delà des frontières européennes.

Même après des siècles, cette approche continue de façonner notre vision du monde. Dans nos sociétés modernes, nous voyons l'écho du monisme dans notre confiance dans la technologie, notre approche de la médecine basée sur des preuves, et même dans la manière dont nous conceptualisons la gouvernance et la justice – comme des systèmes qui peuvent être rationalisés et améliorés par la logique et la réflexion.

Les conséquences involontaires du recyclage des plastiques[1]

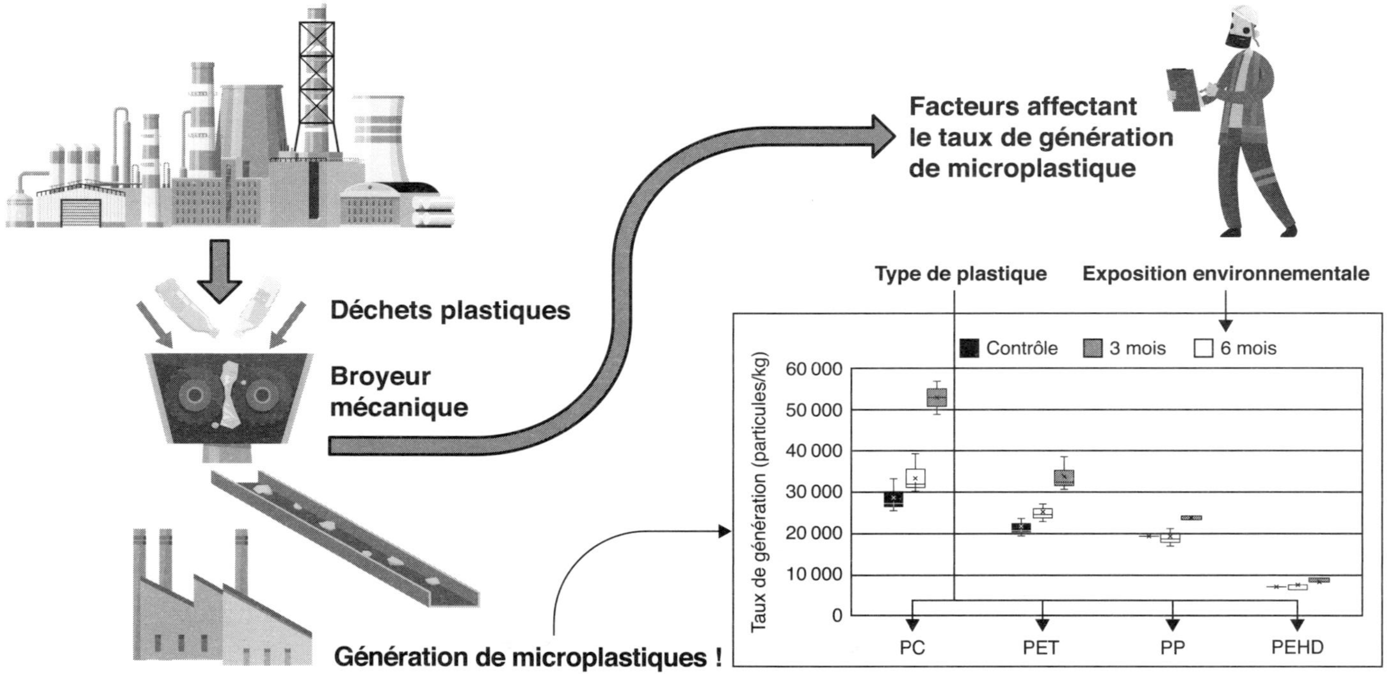

1. Michael J. Stapleton, Ashley J. Ansari, Aziz Ahmed, Faisal I. Hai, Evaluating the generation of microplastics from an unlikely source: The unintentional consequence of the current plastic recycling process, Science of The Total Environment, Volume 902, 2023, 166090, ISSN 0048-9697, https://doi.org/10.1016/j.scitotenv.2023.166090.

Le réductionnisme, souvent associé au monisme, peut-il vraiment offrir une compréhension complète de phénomènes aussi complexes que la conscience humaine ou l'écologie ?

En matière de plastique, considérer le recyclage comme la réponse ultime à la pollution plastique reflète la perspective réductrice de cette influence. S'appuyer excessivement sur le recyclage du plastique en tant que remède majeur à cette crise environnementale suggère une inclination moniste avec cette tendance à simplifier et à privilégier des solutions uniques à des problèmes complexes.
Depuis 1970, de nombreuses ONG, industries et figures publiques mettent en avant le recyclage comme le remède ultime à la pollution plastique. Une telle réduction du problème est risquée, car elle occulte les véritables enjeux liés à cette matière, notamment sa nature intrinsèquement toxique.
Considérer le recyclage comme une panacée, c'est fermer les yeux sur ses dangers sous-jacents. De très nombreuses études démontrent que les plastiques recyclés sont contaminés par des produits chimiques dangereux qui sont soit introduits dans la matière vierge, soit absorbés par un contact direct ou par inhalation de composés chimiques volatils, notamment pour les déchets provenant de l'océan ou restés longtemps dans l'environnement. Ces matières plastiques recyclées contiennent donc souvent encore plus de substances chimiques nocives qu'un plastique vierge.

Le plastique recyclé contamine le vivant et l'environnement par les microplastiques qu'il génère tout au long de son cycle de vie et contribue au réchauffement climatique par les gaz à effets de serre qu'il libère. Lorsqu'un produit plastique est fabriqué, il contient des substances chimiques toxiques, qui une fois recyclées sont transférées dans les plastiques recyclés. Par conséquent la plupart du temps les plastiques recyclés sont encore plus toxiques qu'à l'origine[1].

---

1. Greenpeace. *Forever Toxic: The Science on Health Threats from Plastic Recycling.* 24 May 2023 – https://www.greenpeace.org/usa/news/new-greenpeace-report-calls-out-toxic-hazards-of-recycled-plastic/

En fin de compte, le plastique recyclé n'est qu'une version maquillée d'une matière toxique. Pour le dire plus crûment, le plastique recyclé est simplement un poison recyclé (ou repensé).

Selon une étude[1] datant de mai 2023, les plastiques recyclés et réutilisés qui entrent en contact avec les aliments sont identifiés comme des "vecteurs" de diffusion des substances chimiques inquiétantes, en raison de leur capacité à accumuler et à libérer des centaines de toxines dangereuses telles que le styrène, le benzène, le bisphénol, les métaux lourds, le formaldéhyde et les phtalates.
Ce qui signifie que les produits chimiques dangereux peuvent s'accumuler dans les matériaux recyclés et ensuite migrer vers les denrées alimentaires, entraînant une exposition chronique pour l'être humain.
Cette recherche a mené un examen approfondi unique en son genre des produits chimiques présents dans les emballages, ustensiles, assiettes, etc., et de leur impact sur la contamination des aliments.
Les substances les plus couramment détectées étaient l'antimoine et l'acétaldéhyde, tandis que des toxines puissantes telles que le 2,4-DTBP, l'éthylène glycol, le plomb, l'acide téréphtalique, le bisphénol et les oligomères de PET cyclique étaient également fréquemment retrouvées.
Les données indiquent que des produits chimiques sont ajoutés ou créés pendant le processus de recyclage. Alors que 461 types de composés organiques volatils (COV) ont été détectés dans le plastique vierge, environ 573 ont été trouvés dans les matériaux recyclés. **Cela montre que le plastique recyclé contient environ 1,24 fois plus de COV que le plastique vierge ; par conséquent, il contient environ 24 % de composés toxiques en plus.**
Il est difficile d'expliquer précisément pourquoi une telle augmentation se produit, mais cela pourrait résulter de l'ajout de produits

1. Geueke B, Phelps DW, Parkinson LV and Muncke J (2023). Hazardous chemicals in recycled and reusable plastic food packaging. Cambridge Prisms: Plastics,1, e7, 1–18 https://doi.org/10.1017/plc.2023.7

chimiques pendant le processus de recyclage, de la contamination du flux de recyclage, de réactions chimiques entre les produits, ou du fait que le plastique absorbe des substances chimiques supplémentaires lors de sa première utilisation.

L'étude a également mis en évidence un recyclage "illicite" répandu, dans lequel l'industrie utilise du plastique non alimentaire fabriqué avec des retardateurs de flamme et d'autres composés toxiques dans les emballages alimentaires recyclés.

Malgré les réglementations strictes sur les types de plastique pouvant être utilisés pour le contact alimentaire, des études ont identifié des électroniques recyclées sur les marchés des États-Unis, de la Corée du Sud et de l'Europe, comme des retardateurs de flamme bromés provenant d'anciens téléviseurs, d'ordinateurs ou de claviers.

Le rapport a identifié des problèmes similaires avec les articles en plastique réutilisables pour le contact alimentaire, tels que les ustensiles de cuisine, les bouteilles d'eau, la vaisselle, les biberons, les distributeurs d'eau, les tubes de machines à traire, etc. Les aliments de la première utilisation du plastique ou les détergents utilisés pour nettoyer le matériau peuvent être absorbés et provoquer des modifications chimiques et une contamination dans le matériau réutilisé, tout comme le fait de le chauffer ou de l'utiliser de manière "inappropriée".

Mais en tant que consommateur, qui sait comment utiliser ce matériau toxique de manière appropriée, vu qu'aucune notice ne donne des précautions sur le sujet ? Cette préoccupation souligne une lacune critique dans l'information fournie aux consommateurs sur l'utilisation sécuritaire des plastiques dits "réutilisables".

Ce rapport révèle la principale raison pour laquelle le recyclage du plastique ne sera jamais la solution à notre crise du plastique.[1]

---

1. Geueke B, Phelps DW, Parkinson LV, Muncke J. Hazardous chemicals in recycled and reusable plastic food packaging. *Cambridge Prisms: Plastics*. 2023;1:e7. doi:10.1017/plc.2023.7

LES LIMITES DU RECYCLAGE

Voici l'argument que j'entends encore trop souvent : "Le recyclage, c'est mieux que rien..." C'est un raccourci dangereux lorsqu'il s'agit de la question du plastique. Si le recyclage des plastiques était une solution, nous n'assisterions pas à la crise sanitaire et environnementale croissante liée à cette matière.

Le recyclage des plastiques n'est ni une "première" étape positive, ni une avancée, ni même une nécessité. Propager cette idée est non seulement trompeur, mais aussi extrêmement dangereux pour notre approche face à la crise environnementale et à l'avenir que l'on souhaite écrire.

Le recyclage du plastique n'est qu'une illusion de solution. Faire croire que le recyclage du plastique est une solution partielle ou complète au problème détourne l'attention des véritables solutions et peut aussi réduire la motivation à rechercher des alternatives ou des solutions tangibles.

De plus, tous les plastiques ne sont pas "recyclables", et même ceux qui le sont ne peuvent être recyclés indéfiniment. Seul un faible pourcentage du plastique est effectivement recyclé. Une grande partie finit dans des décharges ou dans la nature, dont parmi eux des produits en plastique recyclé ou dits "recyclables".

Contrairement à d'autres matériaux comme le verre ou le métal, le plastique perd de sa qualité à chaque cycle de recyclage, ce qui signifie qu'il ne peut être recyclé indéfiniment. Nathalie Gontard, directrice de recherche à l'INRAE, parle même de "décyclage du plastique". Je trouve ce terme beaucoup plus juste en ce qui concerne le plastique.

Le terme "recyclage" est souvent employé de manière inappropriée pour décrire le traitement actuel du plastique puisqu'il s'agit en réalité d'une transformation marquée par une diminution de la qualité du matériau et par la production de microparticules. Une bouteille de plastique ne redevient pas une bouteille, elle est transformée en un autre produit de moindre qualité comme un pull, une chaise ou un cintre. Cela explique également pourquoi un produit ou un

vêtement fabriqué à partir de plastique recyclé génère davantage encore de microplastiques.
Nous pourrions parler de véritable recyclage si nous pouvions faire du plastique en cycle fermé, dans lequel une bouteille deviendrait à nouveau une bouteille. Mais cette démarche ne concerne qu'un infime pourcentage, environ 2 %, du plastique que nous utilisons et il demeure tout de même une matière contenant des toxines, donc dangereux pour la santé.

On ne cesse de nous dire que la plupart des plastiques peuvent être recyclés, mais en réalité la plupart des plastiques peuvent être "décyclés" et leur décyclage effectif dépend du coût de l'opération. Pas plus de 9 % des quelque 460 millions de tonnes de nouveaux plastiques produits annuellement ont été recyclés à ce jour. Même les plastiques les plus couramment recyclés (HDPE, PET) n'ont un taux de recyclage que de 30 à 50 % des déchets produits.
Cette situation est due à plusieurs facteurs. De nombreux produits sont conçus en combinant divers types de plastiques, chacun ayant ses propres températures de traitement et points de fusion, ce qui rend le processus de séparation complexe et onéreux[1]. Par ailleurs, des produits constitués du même type de plastique, mais selon des méthodes différentes, peuvent aboutir à des combinaisons chimiques qui ont des réactions variées lorsqu'ils sont refondus pour le recyclage[2].
Ces dernières années, on assiste à une augmentation des laminés plastique/papier, comme dans le cas des gobelets dits en "papier", vantés comme une alternative aux produits entièrement plastique. Cependant, la composition hétérogène de ces produits constitue un obstacle majeur à leur recyclage, car elle rend difficile leur séparation en composants purs, ce qui vient entraver le processus d'un recyclage efficace.

---

1. John N. Hahladakis, Eleni Iacovidou, "Closing the loop on plastic packaging materials: What is quality and how does it affect their circularity?", *Science of The Total Environment*, 2018, vol. 630, pp. 1394-1400, [en ligne : https://doi.org/10.1016/j.scitotenv.2018.02.330].
2. American Chemistry Council, 2021.

Les produits en plastique sont conçus à partir d'un assemblage de polymères et d'additifs destinés à satisfaire les critères spécifiques des fabricants, incluant, entre autres, les retardateurs de flamme, les agents antistatiques, les antioxydants, les colorants, ainsi que divers agents de remplissage et de renforcement. Ces additifs constituent environ 7 % du volume total des plastiques[1], rendant ainsi le recyclage de ces matériaux plus complexe, sans oublier que tous ces additifs sont dangereux pour la santé humaine.
Les déchets plastiques risquent aussi d'être contaminés par des substances telles que des colles, des encres et des étiquettes en papier. Les encres employées pour l'impression directe sur les emballages peuvent perturber le recyclage et dégrader la qualité du plastique recyclé[2]. Même une faible quantité de papier ou de colle peut compromettre une entière fournée, car leur présence dans le matériau recyclé peut entraîner des imperfections dans les nouveaux produits fabriqués.
Même si certains de ces additifs peuvent être retirés par des procédés de lavage, de nombreux produits contiennent des additifs qui compliquent la séparation durant le recyclage et diminuent la qualité des plastiques recyclés[3].

L'emploi de ces substances toxiques interfère avec l'efficacité revendiquée du recyclage, rendant les coûts prohibitifs et entravant le développement d'une économie circulaire du plastique. La réalité est également que les produits fabriqués à partir de plastique recyclé renferment un cocktail toxique de composés chimiques, rendant dangereuse leur utilisation pour des applications alimentaires et autres usages par les consommateurs. Tandis que les plastiques vierges peuvent inclure des composés chimiques nocifs, non identifiés ou non testés, les recherches indiquent que les plastiques recyclés contiennent fréquemment des

1. Roland Geyer, *Plastic Waste and Recycling* (Chapter 2 – Production, use, and fate of synthetic polymers), Trevor M. Letcher, *Academic Press*, 2020, pp. 13-32, [en ligne : https://doi.org/10.1016/B978-0-12-817880-5.00002-5].
2. Mepex, 2017
3. M.K. Eriksen, K. Pivnenko, M.E. Olsson, T.F. Astrup, "Contamination in plastic recycling: Influence of metals on the quality of reprocessed plastic", *Waste Management*, 2018, vol. 79, pp. 595-606, [en ligne : https://doi.org/10.1016/j.wasman.2018.08.007.].

concentrations plus importantes de substances chimiques pouvant entraîner des empoisonnements et contaminer les populations[1].

La vraie solution ne réside donc en aucun cas dans ce "décyclage" maquillé en recyclage. Elle se trouve dans des approches accessibles et simples comme diminuer drastiquement notre consommation, donc aussi notre production superflue de plastique, qui loin d'améliorer notre qualité de vie, nous rend malade. C'est en repensant notre production que nous pourrons vraiment faire une différence. "Nous n'allons pas assez vite, en partie à cause d'une forte résistance au changement. Toutefois, je suis plutôt optimiste ! Il faut voir dans les années 1950-1960 la vitesse avec laquelle nous avons adopté le plastique. J'ai bon espoir que la société se rende rapidement compte que ce n'est pas un matériau bénin, et qu'on parvienne à réduire son usage tout aussi rapidement", souligne Nathalie Gontard[2].

> Dans le monde, une multitude de pays prennent progressivement des mesures pour réduire l'utilisation du plastique, que ce soit par des interdictions, des taxes ou des programmes de recyclage. C'est une tendance mondiale qui se développe à mesure que la prise de conscience de l'impact environnemental du plastique augmente.

DES IDÉES DE RECYCLAGE : QUAND LE RIDICULE NE TUE PAS, OU UN PEU TOUT DE MÊME

Depuis plusieurs années, les chercheurs s'emploient à trouver des moyens d'utiliser les déchets plastiques comme matière première pour la création d'autres objets. C'est pourquoi, ces derniers temps, on observe l'émergence de nombreuses initiatives de recyclage du plastique. "Plastique recyclé", "plastique recyclable" sont devenus les arguments de vente numéro un. Pour rappel, seulement 30 % des

1. (CHEM Trust (2022))
2. Faustine Rolin, "Le plastique est un matériau qui est à utiliser avec intelligence", *Les Horizons*, 31 mai 2022, [en ligne : https://www.sciencedirect.com/science/article/pii/S0048969723047150].

emballages plastiques sont recyclés en France, et ce chiffre chute à 9 % à l'échelle mondiale. La réponse mondiale à ces statistiques est de vouloir à tout prix trouver le moyen de faire plus de recyclage, même si c'est au détriment de notre santé et du vivant.

GLACE À LA VANILLE EN PLASTIQUE

Du coup, nous avons pu assister à la découverte d'une scientifique capable de créer de la glace à la vanille à partir de déchets plastiques, le tout grâce à la biotechnologie. Le plastique pourrait-il devenir la base de notre alimentation de demain ? Cette découverte est le fruit du travail d'Eleonora Ortolani[1], une designer multidisciplinaire établie à Londres, dans le cadre de son projet de fin d'études. Son idée consiste à transformer le plastique en matière consommable. En résumé, l'étudiante a construit son projet sur l'hypothèse que le corps humain est capable d'éliminer les déchets plastiques.

Son idée a été inspirée par le vers de cire nommé *Ideonella sakaiensis*, capable de digérer des sacs en plastique, qui a été découvert à proximité d'une usine de recyclage de bouteilles au Japon. Pour concrétiser son projet, la jeune femme a collaboré avec d'autres scientifiques.

Ensemble, ils ont pris une petite quantité de plastique, l'ont décomposée en laboratoire, et ont ensuite transformé les éléments obtenus en vanilline, la molécule responsable de l'arôme de la vanille. Imaginez l'avenir à manger du plastique... en êtes-vous sûr ? En même temps, me direz-vous, nous ingérons déjà une quantité de plastique équivalente à une carte de crédit par semaine en raison de la contamination présente dans notre environnement. Irons-nous jusqu'à la consommer avec plaisir sous la forme de crème glacée saveur vanille ? L'avenir pourrait réserver des surprises sur la manière dont nous percevons et utilisons le plastique dans notre alimentation.

1. Eleonara Ortolani, Guilty Flavours, 2023, [en ligne : https ://eleonoraortolani.com/Guilty-Flavours-1].

SAVON EN PLASTIQUE

Des chercheurs américains ont réussi à recycler de vieux plastiques en savon… Cet exploit est indéniablement une avancée intéressante sur le plan technologique, mais l'est-il sur le plan sanitaire ? Lorsqu'il est question de recyclage, la dimension sanitaire est souvent négligée dans le cadre de la réflexion. L'équipe a ainsi réussi à transformer du polyéthylène, présent aussi bien dans des bouteilles que dans des sacs, en acides gras, démontrant ainsi une voie potentielle pour donner une seconde vie à des matériaux plastiques. Cependant, les chercheurs eux-mêmes avertissent que cette solution ne constitue pas une panacée pour résoudre le problème de la pollution plastique. Il est important de noter que la transformation du plastique en acides gras destinés à la fabrication de savon nécessite un processus chimique spécifique, et tout impact sur la santé dépendrait de la manière dont ce processus est géré. À ce stade, il serait crucial de mener des études approfondies sur les implications pour la santé humaine de l'utilisation de produits issus du recyclage du plastique, en particulier lorsqu'ils entrent en contact avec la peau ou sont utilisés de manière quotidienne. Bien que le recyclage du plastique en savon puisse être une avancée positive en termes de réduction des déchets, la sécurité sanitaire reste une préoccupation majeure à prendre en considération. L'idée leur est venue, car il existe un point de convergence surprenant entre le plastique et le savon : la structure chimique du polyéthylène. Cette structure présente une similitude chimique avec les acides gras, principal composant du savon. Néanmoins, un défi majeur subsistait : la chaîne de particules constituant les plastiques est bien plus grosse que celle requise pour la production de savon. C'est là qu'un jour d'hiver, en contemplant la cheminée, la solution s'est imposée au professeur agrégé de chimie à l'Institut polytechnique de Virginie, aux États-Unis. Ce qui peut sembler être simplement le crépitement du feu a eu pour lui un effet révélateur. En observant la fumée, il s'est interrogé sur la

possibilité de reproduire le processus de combustion du bois – où des macromolécules se décomposent en chaînes courtes puis en petites molécules gazeuses avant de se transformer complètement en dioxyde de carbone – sur du plastique.
Avec son équipe, il a conçu un petit réacteur, semblable à une marmite. Au fond, une température suffisamment élevée était maintenue pour briser les chaînes de polymères. En haut, la température était abaissée pour refroidir les molécules, empêchant ainsi leur oxydation complète. Cette expérience s'est avérée fructueuse : la cire recueillie a pu être transformée en savon[1].

Il est indéniable que nous sommes en train de perdre le sens des réalités, et que la quête obstinée du recyclage semble avoir perdu toute mesure.

LES COULISSES DU RECYCLAGE

Le film documentaire américain *Plastic Wars*[2] nous dévoile la face cachée de cette façade, en donnant la parole à trois personnalités influentes qui ont jadis défendu l'industrie plastique à un moment clé. Ils révèlent l'intention délibérée de l'industrie de présenter le recyclage comme le remède, bien qu'en interne, il y avait une forte conviction que le recyclage du plastique à grande échelle n'était pas seulement irréalisable, mais aussi non viable économiquement. Lewis Freeman, l'ancien vice-président des affaires gouvernementales du principal groupe de lobbying de l'industrie, la Society of the Plastics Industry, fait des révélations troublantes. Il affirme que la promotion du recyclage par l'industrie, depuis presque ses débuts, a toujours été accompagnée de doutes sur son efficacité réelle. Mais

1. Zhen Xu *et al.*, "Chemical upcycling of polyethylene, polypropylene, and mixtures to high-value surfactants", *Science*, 2023, vol. 381, pp. 666-671, [en ligne : https://doi.org/10.1126/science.adh0993].
2. Film documentaire *Plastic Wars*, une enquête conjointe de FRONTLINE et NPR, 31 mars 2020.

alors, pourquoi cette insistance à promouvoir une solution dont l'efficacité était discutable ? Larry Thomas, ancien responsable de la SPI, fournit une explication édifiante. La stratégie était simple : "Si le public pense que le recyclage fonctionne, alors il ne sera pas aussi préoccupé par l'environnement." En d'autres termes, le recyclage était présenté comme une diversion, une mesure apaisante pour les consciences publiques, alors que l'industrie continuait de produire des quantités toujours croissantes de plastiques.
La révélation de ces intentions cachées, mises en lumière par *Plastic Wars*, pose des questions cruciales sur la responsabilité de l'industrie et sur la nécessité d'une régulation plus stricte. Elle nous rappelle également que les solutions à des problèmes aussi vastes et complexes que la pollution plastique nécessitent une transparence, une honnêteté et un engagement sans faille de toutes les parties prenantes.

LA NÉCESSITÉ D'UNE APPROCHE HOLISTIQUE

L'engouement actuel pour le recyclage du plastique, bien que souvent présenté comme positif, masque une réalité beaucoup plus complexe. La vision réductrice d'une "économie circulaire" du plastique peut, ironiquement, perpétuer le problème au lieu de le résoudre.
Plutôt que de se concentrer et de financer le recyclage, une approche plus holistique serait de considérer tout le cycle de vie du plastique : production, consommation, élimination. Il est essentiel de prendre du recul et d'examiner le cycle de vie complet du plastique pour comprendre l'ampleur de son impact environnemental. De sa production, à partir de ressources fossiles, à sa dégradation en passant par sa consommation, sa mise au rebut et son pseudo-recyclage, chaque étape possède ses propres enjeux.
Malheureusement, la dynamique économique actuelle autour du recyclage du plastique s'apparente à une ruée vers l'or, attirant les investisseurs et les entreprises désireux de profiter de cette nouvelle "économie". Cela peut brouiller les pistes et détourner l'attention de solutions véritablement durables. Quand l'appât du gain entre en jeu, l'être humain a parfois tendance à perdre son esprit critique. Le défi réside donc dans la nécessité de dépasser cette vision économique à court terme pour

adopter une perspective plus large, centrée sur la protection de l'environnement et le bien-être à long terme de notre planète et de notre santé.

Basculement vers le jetable, un tournant

L'histoire commence outre-Atlantique. Au tournant du XXe siècle, un système de consigne pour les contenants de boissons avait vu le jour. Les consommateurs versaient un petit supplément lors de l'achat, remboursé dès le retour de la bouteille ou du flacon, encourageant ainsi le recyclage.

Mais en 1930, l'arrivée des canettes en métal, introduites par des magnats de la bière, bouleversa la donne. Ces canettes éliminaient la nécessité de récupérer et de traiter les contenants, réduisant les coûts et facilitant une plus grande distribution.

De 1930 à 1950, les géants de l'industrie des boissons, comme l'American Can Company, ont promu l'idée d'un monde sans retour d'emballage. Une publicité iconique de cette époque montre deux pêcheurs sur une barque, l'un s'apprêtant à jeter sa canette dans le lac, accompagné du slogan "*Drink right from the can, no empties to return*". L'argument commercial choc : "Pas besoin de rapporter la canette, elle est jetable !" Coca-Cola® n'a pas tardé à adopter cette vague du tout-jetable dès les années 1950.

Cependant, ce basculement vers le jetable a eu des conséquences désastreuses pour l'environnement. Les détritus s'accumulaient partout. Face à cela, l'État du Vermont a instauré une loi rendant la consigne obligatoire. Craignant une tendance mondiale d'interdiction, le lobby des boissons et de l'emballage a lancé une vaste campagne de sensibilisation intitulée "*Keep America Beautiful*" ("Gardez l'Amérique magnifique"), magnifiant les paysages tout en pointant du doigt la responsabilité de chaque individu en matière de pollution. L'ironie de la situation réside dans le fait que, en optant pour le jetable, ces entreprises ont détruit un système efficient de réutilisation fiable et efficace. Elles sont passées d'un modèle où elles supportaient les coûts à un autre où elles ont vu dans l'emballage une nouvelle source de revenus, laissant à la collectivité la charge financière du traitement des déchets. La campagne de Coca-Cola® de 2019 – "*Don't buy Coca-Cola if you don't help us recycle*" ("N'achetez pas de Coca-Cola®, si vous ne nous aidez pas à recycler") – est emblématique de cette démarche, mettant la responsabilité sur le consommateur plutôt que de revoir ses pratiques d'emballage.

Depuis 2000, tout s'est vraiment accéléré : le monde a produit plus de plastique que durant les cinquante années précédentes, en majorité des produits à usage unique et des emballages. Le phénomène continue de s'accentuer, en partie à cause du recyclage du plastique. Le plastique est une matière d'une résistance surprenante, persistant bien au-delà de nos propres existences. Prenons par exemple cette bouteille d'eau en plastique que vous venez de prendre pour vous désaltérer ; elle vous survivra des centaines d'années, sous forme de micro- ou nanoparticules. Le plastique n'est pas près de disparaître.

Recyclage et tri, même combat ?

Être contre le recyclage ne signifie pas être contre le nettoyage ou le ramassage des déchets ou contre le tri. Bien au contraire. C'est essentiel. Ne nous trompons pas de débat.
De nombreuses associations ont fait le pari de nettoyer les mers, les océans de ces déchets plastiques et en cela, nous devons les saluer. Mais là où l'opération n'est plus vertueuse, c'est quand ces mêmes associations commercialisent des objets fabriqués à partir de plastique recyclé. Cessons avec cette hypocrisie.
Même si nous réussissions à faire financer par tous les pays du monde un nettoyage, la vraie question est que ferions-nous de tout ce plastique récolté ? Le recycler ? Vous comprenez bien que cela ne résout rien, au contraire. Nous devons fermer ce robinet, nous sommes face à un défi colossal.

> Il est plus que temps de repenser notre approche de la gestion des plastiques et de mettre en place à grande échelle l'éradication des déchets plastiques par les enzymes, innovation opérationnelle en laboratoire, en parallèle de la réduction de la production de plastique à la source.

Vers une nouvelle utilisation du plastique

Une réflexion plus large sur la manière dont nous utilisons le plastique et sur comment nous pouvons réduire notre dépendance à l'égard de ce matériau est plus que nécessaire pour faire face efficacement au problème de la pollution plastique, tout en préservant la santé et en économisant des ressources financières. Des milliards ont été investis dans le recyclage du plastique, alors que ce dernier n'est aucunement une solution, ni à court ni à long terme. Nous devons reconnaître notre erreur sur le sujet et faire machine arrière.

Reprenons la question dans son ensemble. Si nous décidions de cesser d'utiliser du plastique uniquement dans deux secteurs, les emballages et le textile, nous résoudrions déjà plus de 50 % de notre exposition mortelle à cette substance toxique. Qu'attendons-nous ? On nous oppose souvent “la vie réelle”, mais est-ce si compliqué de supprimer définitivement l'usage du plastique dans uniquement deux secteurs ?

Mme Inger Andersen, la directrice exécutive du Programme des Nations Unies pour l'environnement, a souligné la nécessité de “réduire l'offre de nouveaux polymères bruts”, une option envisagée dans le projet de texte pour le traité international contre la pollution plastique. Cependant, elle insiste sur la nécessité de recycler autant que possible, une position plus que troublante étant donné les effets nocifs du plastique recyclé. Elle reconnaît néanmoins que, “étant donné l'augmentation de l'utilisation du plastique, il est évident que le recyclage ne suffira pas.”

"L'ARC DE TRIOMPHE, WRAPPED, 1961-2021", UN EXEMPLE CRIANT DE LA MÉCONNAISSANCE DE NOS POLITIQUES

À l'occasion du deuxième anniversaire de l'œuvre d'art public monumentale de Christo et Jeanne-Claude, *L'Arc de Triomphe, Wrapped, 1961 – 2021*, l'association Parley for the Oceans a annoncé fièrement qu'elle donnera une seconde vie à cette œuvre en utilisant les 25 000 m² de tissu en polypropylène bleu argenté et les 3 000 m de corde en polypropylène rouge, qui avaient été fabriqués exclusivement pour l'œuvre afin de recréer des structures de tentes visant à protéger la vie humaine contre les vagues de chaleur…
Cependant, cette initiative soulève des préoccupations quant à son impact sur l'environnement et son efficacité réelle. Utiliser des matériaux plastiques, qui exacerbent le changement climatique et sont responsables de ces vagues de chaleur, pour se protéger contre ces mêmes vagues de chaleur, semble antinomique.
La Maire de Paris, Madame Anne Hidalgo, a mis en avant le succès public de l'œuvre d'art originale, mais n'a pas pris en compte l'ampleur de la pollution plastique générée par une telle installation…
Cette œuvre a ainsi contribué de manière significative à la pollution plastique de la ville, répandant des micro- et nanoparticules dans l'air parisien, qui se sont dispersées dans l'atmosphère…
Cette situation pose ainsi des questions sur la responsabilité environnementale dans les prises de décision des élus.

Il est véritablement alarmant de constater que des politiques soutiennent et encouragent l'installation d'œuvres d'art gigantesques utilisant du plastique et favorisent ensuite la collaboration visant à donner une seconde vie au matériau plastique, alors que la meilleure démarche aurait été de ne pas autoriser l'utilisation d'une telle matière polluante, surtout dans le contexte actuel de crise environnementale.

Réutiliser ces 25 000 m^2 de tissu en plastique dans des projets futurs risque d'aggraver la situation déjà catastrophique de la pollution plastique et du changement climatique. Il est impératif de considérer les répercussions environnementales et sanitaires de nos actions, en particulier lorsqu'il s'agit de matériaux plastiques, qui contribuent à des problèmes majeurs tels que la pollution des océans, la dégradation de la qualité de l'air et des problèmes de santé humaine liés à l'exposition aux plastiques.

Plutôt que de chercher à réutiliser ce matériau toxique de manière inappropriée, il aurait été plus judicieux de permettre de réduire l'empreinte plastique de l'œuvre d'art et de montrer l'exemple au niveau mondial en matière de gestion responsable des déchets plastiques. En adoptant cette approche, nous aurions envoyé un message fort sur l'importance de la prise de conscience environnementale et de la lutte contre la pollution plastique et le changement climatique. De plus, cela aurait encouragé d'autres initiatives du même type, contribuant ainsi à la préservation de notre planète pour les générations futures.
Il est choquant d'entendre Cyrill Gutsch, le P.-D.G. et fondateur de Parley for the Oceans, exprimer sa satisfaction et sa conviction selon laquelle cette initiative symbolise la capacité de l'humanité à transformer des idées en réalité. Il est essentiel de se demander si cette transformation est réellement bénéfique, surtout quand les matériaux employés comportent des risques élevés pour l'environnement et la santé humaine. En fin de compte, cette initiative soulève des questions importantes concernant la compréhension véritable de nos politiques des enjeux liés à la pollution plastique et aux défis climatiques, ainsi que la nécessité de revoir nos approches pour garantir un impact positif sur notre planète et notre bien-être.
L'usage que nous faisons du plastique constitue un frein à la décarbonisation. Chaque fois que nous encensons une personne ou un projet utilisant du plastique ou du plastique recyclé, nous cautionnons les dommages collatéraux que ce matériau inflige, tant sur le plan environnemental que sanitaire.

LA DERNIÈRE CAMPAGNE DE NOVO NORDISK® : UN BEL EXEMPLE DE *GREENWASHING*

Novo Nordisk® a déployé une grande campagne de recyclage sur les réseaux. La société nous y a expliqué qu'elle fabrique, chaque année, plus de 600 millions de stylos à insuline ; 25 millions de ces stylos sont utilisés chaque année en France.
Ces stylos à insuline qui sauvent des vies sont malheureusement constitués à 77 % de plastique. Cela représente plus de 12 000 tonnes de ce matériau ! Paradoxalement, ces stylos qui sauvent des vies en tuent lentement d'autres en contribuant à la pollution plastique.
Afin de remédier à cette situation, la société Novo Nordisk® a décidé d'investir dans le recyclage du plastique. Elle affirme que les matériaux de ses stylos peuvent être recyclés jusqu'à 85 % pour donner vie à des nouveaux objets domestiques, comme des chaises. Vingt stylos à insuline (en plastique) sont nécessaires pour fabriquer une chaise, illustration parfaite du “décyclage”.

Ces types d'initiatives ou de collaborations sont de plus en plus nombreux. Seulement, on ne peut plus prétendre que le recyclage du plastique est une solution, ou qu'il contribue à réduire la pollution plastique. C'est faux, c'est un mensonge.
La plupart de ces initiatives coûteuses ont mis des années à se mettre en place, mais nous ne pouvons plus attendre qu'elles mettent des années à se défaire. Nous demandons donc au gouvernement de sanctionner les responsables de ces campagnes qui prônent le recyclage du plastique en les condamnant à une amende ; car ce n'est rien d'autre que du *greenwashing*.

LA GESTION DES DÉCHETS PLASTIQUES

En moins de vingt ans, la production annuelle mondiale de plastiques a quasiment doublé, passant de 234 à 460 millions de tonnes (Mt). La production de déchets plastiques a, quant à elle, plus que doublé pour s'établir à 353 Mt en 2019, contre 156 Mt en 2000, selon le rapport "Global Plastics Outlook" de l'OCDE (Organisation de coopération et de développement économiques).
Une grande partie de ces déchets reste mal gérée : près d'un quart (22 %) finit dans des décharges sauvages à ciel ouvert, est brûlé ou dispersé dans la nature ; 19 % sont incinérés, 9 % sont recyclés alors que le recyclage fait partie du problème ; et le reste (50 %) finit dans des décharges "contrôlées".

Selon des données scientifiques, le recyclage du plastique est considéré comme une menace majeure pour la santé. Persuader la population que le recyclage est la solution est un non-sens sanitaire qui pourrait s'assimiler à un crime. En promouvant le recyclage mécanique ou chimique, on participe directement et massivement à cette pollution, qui émet également des volumes massifs de gaz à effet de serre. L'économie circulaire du plastique et la "bio-conception" du plastique ne nous permettront pas de surmonter le problème.
Chercher à valoriser les déchets plastiques est soit une forme de *greenwashing*, soit le résultat d'un manque de connaissance. Dans les deux cas, cela représente un sérieux problème.

6.

LES SOLUTIONS, ENTRE *GREENWASHING*, ET DE RÉELS CHALLENGES TECHNIQUES

LE PLA… ET SES FOURBERIES

Actuellement, seuls 1 à 1,5 % des plastiques produits dans le monde sont biosourcés, c'est-à-dire dérivés de biomasse comme le maïs, la canne à sucre, l'algue, le champignon ou le blé.[1]

L'acide polylactique (PLA) est un homopolymère dérivé de l'acide lactique et appartient à la famille des polyesters. Le PLA est classé comme bioplastique compostable, alors qu'il ne le devrait pas si une

1. UN Climate Change News, 6 March 2024: https://unfccc.int/news/a-new-plastics-economy-is-needed-to-protect-the-climate

partie de sa composition provient de plastique de sources pétrolières, comme c'est souvent le cas actuellement.

Bien que le PLA puisse être biosourcé, principalement à partir de maïs, il est actuellement généralement composé d'une part importante de plastiques non bisosourcés, issus du pétrole.

Pourtant, il est tout à fait possible de produire du PLA à partir de matières 100 % biosourcées... Alors pourquoi de telles fourberies de la part de l'industrie ?

Le PLA présent sur le marché, un usurpateur d'identité

Selon la réglementation en vigueur, qu'il est urgent de revoir en profondeur, ce type de PLA (partiellement biosourcé) ne présente pas de dangers physiques (c'est-à-dire liés à ses propriétés physico-chimiques), toxiques ou écotoxiques. C'est tout simplement une hérésie, car s'il contient du plastique issu du pétrole, il pose un vrai problème de santé publique !

Ce qui explique sans doute pourquoi la biodégradation de ce "faux" PLA se produit dans des conditions spécifiques de compostage industriel, où la température, l'humidité et la présence de micro-organismes sont contrôlées.

Les industriels travaillent sur des produits innovants qui pourraient permettre, dans un avenir proche, une biodégradabilité de ces faux PLA dans les composts domestiques. Ce serait alors très dangereux pour la santé humaine et l'environnement. Il est impératif de créer des réglementations ou de rectifier celles en vigueur pour que cela ne puisse pas être pris en compte pour des PLA non biosourcés à 100 %.

Pour qu'un produit soit réellement biodégradable, il doit être entièrement biosourcé et non simplement "essentiellement biosourcé", sinon cela relève de la tromperie.

Le terme “bioplastique” regroupe aujourd’hui deux types de polymères : les polymères issus de sources renouvelables (polymères biosourcés) et ceux partiellement biosourcés. Et ça, c’est un vrai problème.

Les polymères biodégradables

Nous venons de le voir, un bioplastique peut être biosourcé et non biodégradable, biosourcé et biodégradable, ou issu de ressources fossiles (souvent pétrochimique) et néanmoins biodégradables. Vous voyez à quel point tout cela est confus ?
Il est crucial de ne pas les confondre avec les plastiques biocompatibles, qui sont conçus pour ne pas interférer avec les milieux biologiques dans lesquels ils sont utilisés, tels que les prothèses et les matériels médicaux. Cette complexité souligne l’urgence que nous avons de créer de nouvelles normes harmonisées au niveau européen et mondial qui excluraient définitivement tout préfixe “bio” à des matières ou produits comprenant un pourcentage, même minime, de plastique issu de ressources fossiles.

La norme européenne EN 13432, en lien avec la directive sur les emballages et les déchets d’emballages (94/62/CE), établit les critères pour qualifier les plastiques dits “dégradables”. Elle spécifie les exigences et les méthodes pour déterminer la compostabilité et le traitement anaérobie des emballages et des matériaux d’emballage.

Selon cette norme, le matériau :
– doit se transformer à 90 % en humus en six mois dans des conditions de compostage industriel ;
– est considéré comme compostable s’il réussit un test de 12 semaines, au terme duquel 90 % de la masse résiduelle doit passer à travers un tamis de 2 mm ;
– se transforme en résidus non écotoxiques avec une concentration très faible en métaux lourds ;
– génère des résidus sans inhibition de la croissance des plantes dans le milieu (biodégradable) ou le compost (compostable).

Cependant, il est important de noter que cette norme est conçue pour des conditions spécifiques d'une unité de compostage industriel, fonctionnant à des températures supérieures à 60 °C, entre autres. Par conséquent, ces plastiques ne se dégradent pas nécessairement dans un composteur domestique, et encore moins dans l'océan. De plus, à l'heure où nous publions ce livre, il n'existe aucune norme applicable aux PLA aux conditions de compostage domestique, ce qui est extrêmement dangereux.

En outre, il est envisageable qu'au cours du processus d'extrusion du PLA, à environ 200 °C, de faibles quantités de molécules de 2-éthyl hexanoate d'étain soient libérées dans l'atmosphère. De même, lors de son utilisation, des émissions de particules et de composés organiques volatils ou de particules ultrafines peuvent également se produire. Le terme "particules ultrafines" fait référence à des particules dont le diamètre est inférieur à 0,1 micromètre, susceptibles de passer la barrière alvéolo-capillaire, c'est-à-dire, dans le sang et les poumons. D'autant que la plupart des PLA peuvent être chargés en pigments de natures diverses, qu'ils soient organiques ou inorganiques.
Malgré la présence de ces substances en faibles proportions, leur potentiel de relargage émis pendant l'usage et leur dangerosité restent mal définis en raison de l'absence d'informations détaillées sur ces additifs dans les fiches de sécurité.
En conséquence, même si le PLA est généralement considéré comme un polymère présentant moins de préoccupations, il est préférable, à ce stade, d'appliquer des mesures générales de prévention, notamment lorsqu'il est en contact avec des produits alimentaires. Car tant qu'une clarification des compositions et des définitions n'aura pas été établie, un doute persiste.

Cela souligne l'importance de définir clairement les composants en jeu, d'assurer une transparence totale envers les consommateurs et de mettre fin à toute ambiguïté, ou imprécision dans les termes utilisés.

LE PPWR : UNE PRISE DE CONSCIENCE EUROPÉENNE

Le PPWR, quèsaco ?

Le projet de règlement sur les emballages et déchets d'emballages (PPWR, pour Proposal Packaging and Packaging Waste Regulation) est un texte qui a été débattu au Parlement européen. Il indique que tous les emballages vendus devront être recyclables à horizon 2030, et recyclable à l'échelle de l'Union européenne d'ici à 2035.
Mais ne nous y trompons pas, la majorité de ces emballages sont en plastique. Par ailleurs, le secteur le plus prolifique en termes de production plastique est celui de l'emballage. On comprend donc bien que ce projet de réglementation incite au recyclage du plastique. Or ce n'est absolument pas une solution (voir p. 172). Les politiques publiques ne cessent d'encourager les entreprises à adopter des pratiques exemplaires en matière de recyclage, alors que ce procédé aggrave la situation.

La consigne : bientôt de retour en France

Un collectif de 25 ONG et personnalités engagées a exprimé sa déception et son espoir face à la position de la France sur la consigne, dans le contexte des négociations sur le règlement des emballages et des déchets d'emballages au niveau européen, le PPWR.
Des ONG de toute l'Europe ont officiellement porté à l'attention d'Emmanuel Macron une demande formelle de soutien pour le déploiement du modèle de consigne adopté par les trois quarts des pays de l'UE d'ici à 2025. Ils maintiennent que ce système, réclamé par les Français, permettrait de lutter efficacement contre la pollution liée aux déchets sauvages. Selon eux, les expériences l'ont démontré : les 13 pays européens qui ont déjà mis en place la consigne atteignent un taux de collecte de 90 %.
C'est pourquoi, ils plaident en faveur d'un déploiement plus étendu de cet outil et le plus rapidement possible, afin de mieux collecter, de plus recycler localement et de plus facilement basculer vers des solutions de réemploi une fois les infrastructures en place et le geste de retour ancré. Reste que l'encouragement au recyclage, nous l'avons vu, n'a rien de satisfaisant concernant le plastique.

Face à la prise de conscience croissante de l'impact néfaste du plastique sur la santé humaine à long terme, il semble complètement insensé de demander à aller vers cette voie. La mise en place d'une consigne serait pertinente et intelligente si, et seulement si, nous remplacions le recyclage par le traitement enzymatique de ces déchets plastiques pour leur éradication et si nous interdisions le réemploi du plastique d'une manière ou d'une autre afin de cesser de mettre en danger la santé d'autrui. Le changement des mentalités est possible ; il nous faut du courage et de l'audace tant de la part des gouvernements que des entreprises.

MUSTELA® ET SES LINGETTES

Sophie Robert-Velut, directrice générale de Mustella®, a annoncé la fin des lingettes jetables pour bébés d'ici à 2027, représentant pourtant 20 % du chiffre d'affaires de l'entreprise. Elle motive cette décision par l'impact sur le futur des nouveau-nés et l'anticipation de l'interdiction prévue par la loi Agec (loi anti-gaspillage pour une économie circulaire) d'ici à 2040. Mieux vaut donc anticiper.
La lingette jetable est *le* produit incontournable de milliers de Français pour astiquer les maisons, se démaquiller ou nettoyer les fesses des bébés. Chaque année, les Français en consomment près de 7,3 milliards, soit environ 109 lingettes par habitant.
Les lingettes provoquent des problèmes environnementaux graves, car elles ne sont pas recyclables et même les lingettes "biodégradables" sont problématiques, car elles n'ont pas le temps de se dissoudre avant d'atteindre les stations d'épuration, entraînant ainsi de graves conséquences sur l'environnement. Les lingettes sont également numéro 1 sur le podium des compositions les plus désastreuses pour la santé, selon l'analyse de 60 millions de consommateurs, en raison des allergènes et des perturbateurs endocriniens qu'elles contiennent. Le choix de Mustela® est un acte audacieux, et j'espère que de nombreuses autres entreprises suivront cette voie pour un avenir durable.

L'AFFAIRE COCA-COLA®

Chaque année depuis 2018, Coca-Cola® est premier sur le podium des entreprises qui polluent le plus au monde en matière de plastique[1]. Ce classement annuel des principales entreprises polluantes au monde en matière de plastique souligne la nécessité urgente de responsabilisation et d'actions pour faire face à la crise mondiale de la pollution plastique. Coca-Cola® figure actuellement parmi les entreprises qui utilisent le plus de plastique dans le monde. En septembre 2023, l'entreprise a annoncé son intention de réduire la quantité de plastique dans ses produits. Cela pourrait annoncer une bonne nouvelle, si ce n'est que... ce plan consiste à remplacer la fabrication de plastique bon marché issu des combustibles fossiles à la fabrication de plastique à partir de carbone capturé dans l'air autour de ses usines ou de ses propres émissions d'usine. Seulement il y a un hic, l'air aux abords de ses usines contient forcément une concentration en micro- et nanoplastiques.

Dans le cadre de cette initiative, Coca-Cola® a décidé de soutenir le projet de l'université de Swansea sur la conversion du gaz carbonique en éthylène, pour s'inscrire dans son objectif de parvenir à la neutralité carbone d'ici à 2040. La priorité n'est donc pas de réduire l'utilisation de plastique, mais de remplacer le plastique actuellement utilisé pour ses emballages par un autre plastique... provenant du dioxyde de carbone issu de sa propre activité.

> On ne cesse de parler de neutralité carbone, mais cela est complètement antinomique avec le fait d'utiliser du plastique ou du plastique recyclé. En effet, l'empreinte plastique est étroitement liée à l'empreinte carbone.

Coca-Cola® prévoit avec ce projet d'utiliser le carbone capturé pour produire les composants essentiels du plastique qui seront ensuite utilisés pour les bouchons de ses bouteilles.

1. Break Free From Plastic, 2022, *op. cit.*

L'entreprise prévoit de tester ce processus en laboratoire pour garantir son succès, estimant qu'une fois cette réussite confirmée, il sera plus facile d'étendre le projet. Selon elle, ce changement dans la méthode de production de l'éthylène présente un avantage écologique. Cette nouvelle technique exigera moins d'énergie que pour chauffer les combustibles fossiles à des températures extrêmes de 800 °C pour "casser" les molécules nécessaires à la création du plastique.

Cette transition serait donc bénéfique pour l'empreinte carbone de l'entreprise, car le processus précédent a généré plus de 260 millions de tonnes d'émissions de dioxyde de carbone en 2020, équivalant à près de 1 % des émissions mondiales totales de dioxyde de carbone, selon les données du Global Carbon Project, un groupe de suivi du climat.

Afin de réduire l'empreinte carbone de l'entreprise, Craig Twyford, directeur de la division des investissements de Coca-Cola® pour l'Europe et le Pacifique, affirme que l'utilisation de plastiques recyclés est l'une des stratégies clés. Grâce à cette approche, l'entreprise vise une réduction de 30 % de son empreinte carbone d'ici à 2030.

Il devient impératif de développer une méthode de calcul pour l'empreinte carbone issue de l'utilisation du plastique et du plastique recyclé, afin de ne plus permettre aux entreprises comme Coca-Cola® de promouvoir des solutions, des pratiques prétendument durables, sous prétexte de réduction d'empreinte carbone, sans tenir compte de l'empreinte plastique.

En outre, il est important de noter que leur initiative ne semble pas aborder le problème de la toxicité du plastique, ni même des microplastiques qui se forment tout au long du cycle de vie du plastique et qui sont présents dans l'air. De plus, certaines questions se posent quant à l'idée de récupérer une matière toxique, comme le carbone, pour la fabrication d'emballages alimentaires, au lieu de réduire la production de cette substance à l'origine. Ces préoccupations soulignent la nécessité de repenser les solutions de manière plus holistique pour minimiser l'impact environnemental du plastique.

Cerise sur le gâteau, Coca-Cola® a remporté en juin 2024 le Grand Prix dans la catégorie Print & Publishing pour sa série de publicités "RECYCLE ME", créé par WPP Open X, dirigé par Ogilvy New York, montrant le logo de la marque écrasé de différentes manières pour encourager le consommateur au recyclage.
Cette campagne dévoile une série d'images puissantes représentant le logo de Coca-Cola® après qu'une canette a été écrasée lors du processus de recyclage. La campagne a également remporté un Lion d'Or dans la catégorie Outdoor.
Le jury du Cannes Lions est-il devenu complètement fou, ou son choix reflète-t-il uniquement l'ignorance de notre époque ?
Récompenser Coca-Cola®, le plus grand contributeur mondial à la pollution plastique, pour une campagne de *greenwashing* sur le recyclage est un cliché de notre époque.
Recycler un produit Coca-Cola® revient à recycler principalement du plastique, car les bouteilles et les canettes de Coca-Cola® contiennent du plastique ! Imaginez un instant qu'au lieu de cela, la marque utilisait le budget colossal de cette campagne publicitaire pour créer une campagne créative en faveur d'une nouvelle norme, insufflant un changement réel, plutôt que de continuer à promouvoir une pratique inefficace ?
C'est pour ce genre de situation incongrue qu'il est devenu crucial de légiférer pour interdire la publicité sur le recyclage du plastique, tout comme on interdit la publicité pour le tabac.

Sur le site de Coca-Cola® Canada, on peut lire ceci : "Le bisphénol A (BPA) est un produit chimique utilisé dans des milliers de matériaux, notamment certains plastiques. Nous utilisons du BPA dans le revêtement intérieur de nos boissons en canettes et dans d'autres emballages comme les bouchons en métal. Le revêtement préserve la qualité et le goût de la boisson."

À la question : "Pourquoi maintenez-vous que les niveaux de BPA trouvés dans les canettes en aluminium de Coca-Cola® sont sans danger ?"

Coca-Cola® répond : "Le consensus scientifique clair est qu'il n'y a aucun risque pour le public lié aux quantités infimes de BPA trouvées dans les canettes de Coca-Cola® ou d'autres boissons.
Ce consensus se reflète avec exactitude dans les opinions exprimées par les organismes de réglementation dont les missions et les responsabilités sont de protéger la santé du public.
Les organismes de réglementation au Canada, en Australie, dans l'Union européenne, au Japon, en Nouvelle-Zélande et aux États-Unis ont tous effectué des examens approfondis et déterminé que les niveaux actuels d'exposition au BPA par l'alimentation et l'emballage des boissons ne présentent pas de risque de santé pour la population générale. Nous croyons qu'il est raisonnable et approprié de s'inspirer de ces organismes qui régissent notre activité.
En 2010 et 2011, en réponse à la controverse très médiatisée, certains groupes scientifiques et réglementaires ont décidé d'entreprendre leurs propres examens de la documentation existante.
La Société allemande de toxicologie a examiné un grand nombre de recherches, quelque cinq mille études, et a conclu que l'exposition au BPA ne représente aucun risque notable pour la santé de la population humaine."

À la question : "Si vous êtes convaincus que les revêtements contenant le BPA sont sans danger pour les canettes de Coca-Cola® et d'autres boissons, pourquoi travaillez-vous avec vos fournisseurs pour trouver des solutions de rechange ?"
Coca-Cola® répond : "Nous sommes convaincus que tous nos emballages sont sans danger. Nous reconnaissons aussi que certains de nos consommateurs et de nos actionnaires ont exprimé des inquiétudes et lancé des campagnes pour légiférer sur des solutions alternatives aux revêtements contenant du BPA. Bien que nous ne croyions pas qu'une telle action serait fondée sur des

données scientifiques solides, nos efforts continus d'amélioration dans ce domaine contribueront à assurer que nous sommes prêts à toute éventualité pour que nous puissions protéger nos activités et les intérêts de nos consommateurs et de nos actionnaires."

Tout est dit.

Les industriels du plastique aiment avoir recours à la méthode bien connue des "3D" :
"*Deny*, *Deceive*, *Delay*", c'est-à-dire, en français : "nier, tromper, retarder", utilisée notamment pendant des années par les géants de l'industrie du tabac.

L'ÉCONOMIE CIRCULAIRE DU PLASTIQUE : UNE PANDÉMIE

De nombreux gouvernements, ONG, ainsi que les membres du US Plastic Pact (Pacte américain sur les plastiques) plaident en faveur du recyclage et d'une "utilisation circulaire" des plastiques. Cette épidémie semble avoir infiltré le monde entier, jusque dans les négociations du traité international contre la pollution plastique.
Stewart Harris, porte-parole de l'industrie au sein du Conseil international des associations chimiques, a affirmé lors de ces négociations que l'industrie souhaite un traité axé sur le recyclage et la réutilisation du plastique, souvent désigné sous le terme d'"économie circulaire".
Il a aussi indiqué que l'industrie s'oppose à un plafonnement de la production de plastiques et est contre la réglementation des produits chimiques dans le cadre de cet accord. Stewart Harris a exprimé sa satisfaction de voir les gouvernements collaborer pour pousser plus avant les discussions, notamment sur le financement et la conception des produits plastiques, soulignant ainsi l'influence croissante de

l'économie circulaire dans les politiques publiques et les stratégies industrielles.

L'économie circulaire, qu'est-ce que c'est ?

L'économie circulaire est un concept qui a gagné du terrain rapidement ces dernières années, passant d'une idée marginale à un pilier central de nombreuses stratégies environnementales et économiques. La Fondation Ellen MacArthur, en collaboration avec McKinsey, a propulsé l'économie circulaire au-devant de la scène, la présentant comme une utopie pragmatique. À travers un récit global, ils ont illustré comment la circularité, ou le bouclage des flux de ressources, pourrait simultanément stimuler la croissance économique, générer des emplois locaux et alléger la pression sur notre environnement. Le choix délibéré de positionner le mot "économie" en tête de cette notion a souligné son potentiel économique, attirant ainsi l'attention des acteurs majeurs tout en démontrant que croissance et durabilité peuvent coexister harmonieusement.

L'économie circulaire : rien de nouveau, tout à recréer

L'idée que l'économie circulaire soit une nouveauté est une perception contemporaine. Historiquement, les principes de l'économie circulaire ont toujours été pratiqués, même s'ils n'étaient pas définis comme tels. Par exemple, il y a quelques décennies, la durabilité était une pratique courante : les gens réparaient leurs biens, recyclaient les vêtements et évitaient le gaspillage, car les ressources étaient précieuses. On ne jetait rien.

Avec la révolution industrielle et l'essor de la société de consommation, le paradigme a changé, favorisant la consommation rapide et le remplacement constant des biens.

Les biens sont devenus plus accessibles, la production a augmenté et la société a été inondée de produits souvent conçus avec une obsolescence programmée. Les consommateurs ont été encouragés à acheter, utiliser et jeter, créant un cycle linéaire de consommation qui est devenu la norme. Ces changements ont éclipsé les pratiques

circulaires traditionnelles, les reléguant au second plan. Aujourd'hui, alors que nous réembrassons l'économie circulaire face aux défis environnementaux, il est essentiel de se rappeler que nous ne redécouvrons pas un concept, mais que nous revenons plutôt à des pratiques ancestrales, tout en les adaptant aux besoins modernes.
La grande majorité de ces biens étant créés à base de plastique, cette matière est devenue une ressource critique, c'est-à-dire sans laquelle la pérennité de secteurs industriels entiers serait à risque pour leur continuité. L'envers du décor est que son omniprésence dans la société de consommation moderne, couplée à sa durabilité (qui est à la fois une bénédiction et une malédiction), a entraîné d'énormes problèmes environnementaux.
Historiquement, nos ancêtres utilisaient des matériaux biodégradables ou qui pouvaient être facilement réutilisés ou refondus pour d'autres usages. Le plastique ne se prête pas aussi facilement à ces pratiques.

> La clé sera de combiner la sagesse des pratiques ancestrales avec les innovations modernes pour créer une économie véritablement durable pour l'avenir, et non forcément circulaire à tout prix.

L'économie circulaire, pour le plastique, cela fonctionne ?

Malheureusement, aussi vertueuse que soit l'idée de départ, un élément crucial semble avoir été omis dans leur réflexion : la toxicité inhérente des matières plastiques. Cette omission majeure pose un défi sanitaire et remet en question la viabilité et la sécurité de leur vision, soulignant que la durabilité ne se limite pas à la réutilisation, mais englobe également la santé et la sécurité des consommateurs.
L'économie circulaire est conçue comme un antidote au modèle économique traditionnel "extraire, fabriquer, jeter". Elle promeut la minimisation des déchets en encourageant la réutilisation, le recyclage, la réparation et la régénération des ressources.
Cependant, lorsque l'on aborde la question du plastique, des préoccupations majeures surgissent. Le recyclage du plastique (voir p. 173)

peut engendrer des produits plus toxiques, posant des risques sanitaires accrus. Ces réalités soulignent que l'économie circulaire doit intégrer une dimension sanitaire, garantissant que les préoccupations liées à la sécurité et à la santé ne soient pas sacrifiées au nom de la durabilité.

Il est pernicieux de laisser penser que nous réglerons la question de la pollution plastique par le recyclage. L'économie circulaire n'a de sens que pour les cercles vertueux. Il n'y a rien de vertueux dans le fait de réutiliser le plastique dans des objets ou des vêtements lorsque l'on sait que cela crée des microplastiques, et donc affecte directement notre santé et l'environnement sur le long terme.

Le plastique recyclé est un matériau toxique remis en circulation qui nous empoisonne, encore et encore, en boucle, à chaque cycle de recyclage.

Cessons de croire que le plastique est *human friendly*, il ne l'est pas. Il ne l'a jamais été.

Beaucoup considèrent le recyclage du plastique comme un business lucratif en plein essor, et qu'ils souhaitent développer en prétextant que cette richesse viendra résoudre le problème de la pollution plastique. Toutefois, vous l'avez compris, ce business ne résout pas la pollution plastique, il y contribue.

De plus, contrairement aux attentes, ce secteur n'est pas rentable. Selon une étude du WWF datant de septembre 2021[1], les coûts réels du plastique sont dix fois supérieurs à leur coût de production. La gestion du plastique sur l'ensemble de son cycle de vie aura coûté à la société, sur la seule année 2019, l'équivalent du PIB de l'Inde, soit 3 700 milliards de dollars.

L'économie circulaire vise à réutiliser, recycler ou composter tous les matériaux. Les plastiques, en particulier ceux qui sont difficiles à recycler ou qui contiennent des additifs chimiques, ne correspondent pas à cette vision. Face à ces défis, la voie à suivre

---

1. World Wide Fund for Nature. (Sept. 2021). *Plastics: The cost to society, environment and the economy*. Dalberg - https://wwfint.awsassets.panda.org/downloads/wwf_pctsee_report_english.pdf

nécessite une action concertée des gouvernements, de l'industrie et du public. Outre la réglementation et l'incitation à la réduction et à la réutilisation, il est crucial d'investir dans la recherche de matériaux alternatifs et de repenser le système dans son ensemble, de la production à la consommation, ainsi qu'à l'élimination des matières toxiques.

L'UNIVERS DES ENFANTS : DES ENJEUX TRÈS FORTS

L'un des aspects les plus dramatiques et les plus révoltants, à mon sens, est la présence massive de plastique dans l'univers des enfants. De la multitude de jouets en plastique aux articles de puériculture, biberons, et accessoires divers, le plastique s'infiltre dès le plus jeune âge, posant non seulement des risques environnementaux, mais aussi des risques certains pour la santé des générations à venir.

Le plastique dans les jouets

Les jouets en plastique sont une présence familière dans la vie des enfants depuis des décennies. Le plastique offre une polyvalence inégalée en matière de conception et de production, ce qui en fait le matériau de choix pour la fabrication de jouets de toutes sortes. Le plastique a révolutionné l'industrie du jouet en permettant la création d'articles aux formes, couleurs et textures variées. Les fabricants peuvent facilement reproduire des détails réalistes, ce qui les rend attrayants pour les enfants. De plus, le plastique est un matériau abordable, ce qui en fait un choix économique pour la production en masse de jouets.

Parmi les jouets en plastique les plus populaires, on trouve les figurines d'action, les poupées, les véhicules miniatures, les jeux de construction, les jeux éducatifs et toutes sortes de gadgets. Ces jouets offrent des heures de divertissement et favorisent le développement des compétences cognitives et sociales chez les enfants.

Les controverses entourant les jouets en plastique

Les jouets en plastique, malgré leur large diffusion dans les foyers et leur popularité, font l'objet de nombreuses controverses dues à leurs impacts sur la santé, l'environnement, et leur manque de durabilité.

1. ***La sécurité :*** la présence de substances chimiques nocives, telles que les phtalates (voir p. 75), le bisphénol A (voir p. 77) ou les métaux lourds, est particulièrement préoccupante. Ces substances, reconnues comme perturbateurs endocriniens, peuvent avoir des effets néfastes sur la santé des enfants, avec des effets délétères sur leur développement. Sans parler des particules de plastiques présentes dans la chambre des enfants, qui polluent l'air de son intérieur (voir p. 39).
2. ***La durabilité :*** les jouets en plastique ont tendance à se casser plus facilement que ceux en matériaux tels que le bois ou le métal, ce qui peut entraîner une production excessive de déchets, mais un gain non négligeable pour l'industrie, puisque le client viendra toujours en racheter.
3. ***L'impact environnemental :*** de leur fabrication à leur fin de vie, les jouets et produits en plastique jouent un rôle significatif dans l'accroissement de la pollution plastique et l'émission de gaz à effet de serre, exacerbant la crise environnementale mondiale.
4. ***L'alternative au plastique :*** certains fabricants s'efforcent de créer des jouets en plastique soi-disant "plus respectueux de l'environnement" en utilisant des plastiques recyclés. Cependant, cette démarche, souvent qualifiée de *greenwashing*, s'avère contre-productive, augmentant potentiellement l'exposition des enfants à des substances nocives, car les plastiques recyclés présentent une toxicité supérieure (voir p. 178).

BARBIE™,
LE PHÉNOMÈNE D'UNE SOCIÉTÉ
SOUS CELLOPHANE

Le film *Barbie* (2023) est parvenu à ramener au premier plan la célèbre poupée, vieille de soixante ans, en attirant une nouvelle génération d'admirateurs, malgré la concurrence croissante des jouets numériques et jeux vidéo. Toutefois, cet engouement ne va pas sans susciter des inquiétudes quant à "l'empreinte plastique" et la culture consumériste que cette renaissance engendre.
Dans notre ère dominée par le plastique, on nous dit que notre ingestion hebdomadaire de microplastiques est équivalente au poids d'une carte de crédit (environ cinq grammes), ce qui reviendrait à ingérer l'équivalent d'une poupée Barbie chaque année !
Ce regain d'intérêt pour Barbie™ et son monde plastique n'est pas sans soulever des questions cruciales concernant l'industrie du jouet, et l'impact que cette industrie fait peser sur notre santé.

Les initiatives positives et les solutions

De nombreuses parties prenantes, dont les consommateurs, les fabricants et les organismes de réglementation, travaillent à résoudre ces problèmes, mais malheureusement pas assez vite et pas toujours dans le bon sens. Certes, les normes de sécurité sont renforcées, des plastiques alternatifs dits "plus sûrs" sont développés, et la durabilité est devenue un critère de choix pour de nombreux parents lors de l'achat de jouets, mais nous constatons encore trop souvent que l'industrie du jouet dépend en majorité de l'industrie du plastique. Dans l'ensemble, le plastique continuera de jouer un rôle important dans l'univers du jouet si nous ne prenons pas de mesures.
Des changements significatifs majeurs, avec notamment des interdictions de l'usage du plastique recyclé dans les jouets pour les enfants de moins de 6 ans, doivent être urgemment mis en place pour rendre cette industrie plus sûre, plus durable et plus respectueuse.

Transmettre ses jouets aux générations suivantes : bonne ou mauvaise idée ?

Conserver ses jouets en plastique pour les transmettre à la génération suivante, qu'il s'agisse de ses propres enfants, neveux, nièces ou filleuls, peut sembler noble et économique. Cependant, une étude menée par des chercheurs de l'université de Plymouth[1], au Royaume-Uni, soulève des préoccupations importantes à ce sujet. L'étude a porté sur l'analyse de 200 jouets en plastique usagés, comprenant des petites voitures, des puzzles, des jeux de construction, des peluches, et d'autres. Les chercheurs ont utilisé la spectrométrie de fluorescence des rayons X, une technique d'analyse permettant de détecter la composition chimique d'un produit, pour examiner ces jouets.

Leurs résultats ont révélé la présence de métaux lourds, notamment du plomb, du chrome et du sélénium, dans une vingtaine de ces jouets. Ce qui inquiète particulièrement les chercheurs, c'est le risque pour la santé des enfants exposés à long terme à ces jouets, et de manière continue en particulier lorsque les enfants les portent à leur bouche. Les scientifiques ont même recréé le processus de digestion en immergeant les jouets dans de l'acide chlorhydrique dilué, similaire au suc gastrique de l'estomac humain. Les résultats de cette expérience ont montré que certains des jouets libéraient des quantités de brome, de cadmium et de plomb largement supérieures aux récentes restrictions énoncées par la directive du Conseil européen sur la sécurité des jouets.

Ces conclusions mettent en lumière l'importance de la vigilance lorsqu'il s'agit de jouets en plastique usagés ou anciens. Les parents devraient être attentifs à la sécurité des jouets que les enfants utilisent, en particulier s'ils ont été conservés pendant de longues périodes.

Il est essentiel de se tenir au courant des réglementations de sécurité en vigueur et de faire preuve de discernement lorsqu'il s'agit de transmettre des jouets en plastique d'une génération à l'autre. La santé et la sécurité des enfants doivent toujours être la priorité. L'étude met en garde contre le don de jouets potentiellement toxiques aux enfants, en particulier ceux datant d'avant les années 1990.

---

1. Andrew Turner, "Concentrations and Migratabilities of Hazardous Elements in Second-Hand Children's Plastic toys", *Environ. Sci. Technol.*, 2018, vol. 52, n° 5, pp. 3113-3116, [en ligne : https://doi.org/10.1021/acs.est.7b04685].

Nous ne pouvons que déplorer que les jouets anciens ou d'occasion ne soient pas soumis à une réglementation rétroactive, car ils peuvent constituer une source d'exposition aux éléments dangereux pour les nourrissons et les enfants.

Quid des jouets anciens toujours en circulation ?

Andrew Turner, l'auteur de l'étude précitée[1], met particulièrement en lumière le cas des briques LEGO® des années 1970-1980, qui n'avaient pas fait l'objet de tests de sécurité à l'époque, mais sont toujours en circulation aujourd'hui.

Des chercheurs de l'université Saint-Ambroise aux États-Unis publient en 2015 les résultats d'une étude alarmante[2]. Ils ont examiné environ une centaine de jouets datant des années 1970 et 1980 en utilisant un spectromètre et ont découvert des concentrations significatives de métaux lourds tels que le plomb, le cadmium, et même de l'arsenic, présents dans le plastique et le vinyle de ces jouets.
De manière plus spécifique, il a été constaté que 25 % des jouets dépassaient de plus de dix fois la limite autorisée en matière de plomb, tandis qu'un tiers des jouets examinés ne respectaient pas les normes de sécurité relatives au plomb et au cadmium. En outre, 16 jouets contenaient de l'arsenic.
Parmi les jouets analysés, figuraient des figurines Little People® de Fisher-Price®, d'anciennes poupées Barbie™ (qui ont été au centre de plusieurs scandales, voir p. 218), ainsi que des figurines My Little Pony®. Ce qui suscite une inquiétude particulière chez les chercheurs, c'est la croissance significative des ventes de jouets *vintage* sur les sites d'enchères en ligne. Ces découvertes soulignent l'importance d'une vigilance accrue lors de l'achat ou de la transmission de jouets anciens ou *vintage*, en particulier ceux datant des années 1970 et 1980.

---

1. Andrew Turner, *ibid.*
2. Miller GZ, Harris ZE. Hazardous metals in vintage plastic toys measured by a handheld X-ray fluorescence spectrometer. Journal Environmental Health. 2015 Jan-Feb;77(6):8-13; quiz 113. PMID: 25619030. http://www.ncbi.nlm.nih.gov/pubmed/25619030

Une recherche sur Internet a mis en lumière l'existence d'un marché important pour les jouets d'avant les années 1990, dont certains ont été inclus dans l'étude. Ces jouets attirent à la fois des collectionneurs et des parents souhaitant offrir à leurs enfants les jouets de leur propre enfance. Il est donc fort probable que des jouets contenant des quantités significatives de métaux toxiques circulent dans les maisons, les garderies, les crèches ou les salles d'attente.

L'étude souligne également un risque pour le développement du cerveau des enfants.
Avec le temps, les jouets en plastique se dégradent sous l'effet de la lumière, de la chaleur, des agents oxydants et de manipulations fréquentes, ce qui peut entraîner la libération de petites particules de plastique et de métaux lourds. Les enfants sont particulièrement vulnérables aux expositions toxiques, car leurs cerveaux et leurs corps sont encore en plein développement. De plus, ils ont plus de chances d'être exposés que les adultes, car ils ont tendance à mettre les jouets à la bouche ou à jouer avec eux avant de toucher leur visage. Étant donné que les enfants passent beaucoup de temps au niveau du sol, ils ont également plus de probabilités d'être exposés à des particules de poussières contaminées. Il est donc essentiel de prendre des précautions lorsqu'il s'agit de jouets en plastique, particulièrement les plus anciens, qui peuvent contenir des substances très nocives.

Les célèbres briques ne seront plus en PET recyclé

LEGO® a annoncé en septembre 2023 qu'elle renonçait au PET recyclé pour la fabrication de ses célèbres briques. Une décision qui a engendré une certaine confusion. Certains ont interprété cette décision comme une prise de conscience de LEGO® de la nocivité du plastique recyclé. Cependant, la réalité est bien différente...
Le principal enjeu pour LEGO® concernait les défis techniques et environnementaux liés à la fabrication du PET recyclé (rPET), car ce processus de fabrication détériorait significativement l'empreinte carbone de l'entreprise.

Selon l'Agence de la transition écologique en France (ADEME), une bouteille en PET recyclé peut avoir un bilan carbone jusqu'à cinq fois inférieur à celui d'une bouteille en plastique vierge[1]. Néanmoins, la conversion de bouteilles en plastique en briques LEGO® nécessite, quant à elle, des adaptations qui, selon les tests effectués par LEGO®, n'ont pas conduit à une réduction de leurs émissions de carbone. Tim Brooks, responsable de la durabilité chez LEGO®, a expliqué au *Financial Times* que "l'adaptation de leurs usines pour utiliser le PET recyclé aurait entraîné une augmentation de l'empreinte carbone, une issue décevante pour l'entreprise[2]".

L'une des principales autres préoccupations de LEGO® avec le rPET était qu'il était plus mou que l'ABS[3] et nécessitait donc des ingrédients supplémentaires pour lui donner une durabilité et une sécurité similaires. Selon l'article du *Financial Times*, l'amélioration des propriétés du rPET nécessitait "d'importantes quantités d'énergie pour le traiter et le sécher"[4].

À la suite de cet échec coûteux, LEGO® prévoit désormais de rendre l'ABS plus durable en y incorporant progressivement davantage de matériaux biosourcés et recyclés. Cette approche soulève une question : quand l'industrie du jouet va-t-elle véritablement saisir les enjeux environnementaux et sanitaires à leur juste mesure concernant l'utilisation du plastique vierge ou recyclé ?

---

1. Rapport ADEME "Evaluation du taux de collecte des bouteilles en plastique de boisson pour 2021 et 2022", PARISOT Florian, PASQUIER Sylvain, Septembre 2023. (en ligne: https://librairie.ademe.fr/dechets-economie-circulaire/6358-evaluation-du-taux-de-collecte-des-bouteilles-en-plastique-de-boisson-pour-2021-et-2022.html)
2. Financial Times, "Lego ditches oil-free brick in sustainability setback", Richard Milne in Billund, September 25, 2023. Citation de Tom Brooks: "In order to scale production [of recycled PET], the level of disruption to the manufacturing environment was such that we needed to change everything in our factories. After all that, the carbon footprint would have been higher. It was disappointing."
3. L'ABS (acrylonitrile butadiène styrène) est un type de plastique fréquemment utilisé pour sa robustesse et sa capacité à être moulé avec précision, ce qui le rend idéal pour les produits comme les briques LEGO®.
4. Financial Times, "Lego ditches oil-free brick in sustainability setback", Richard Milne in Billund, September 25, 2023. Extrait d'article: "... on its own RPET was softer than ABS so needed extra ingredients to give it similar safety and durability to the existing plastic as well as large amounts of energy to process and dry it. 'It's like trying to make a bike out of wood rather than steel,' he said."

Parallèlement, LEGO® souhaite encourager les consommateurs à adopter des pratiques dites "plus durables", avec un programme de retour dont le lancement serait prévu pour 2026. Cette initiative met encore et toujours la responsabilité sur le consommateur.

DES NORMES DE SÉCURITÉ QUI PROGRESSENT, EN FRANCE COMME EN EUROPE

En 2022, la DGCCRF (Direction générale de la Concurrence, de la Consommation et de la Répression des fraudes) a relevé que 15 % des jouets vendus en France étaient encore considérés comme dangereux avec des risques d'étouffement ou contenant des substances interdites.
Alors que l'Union européenne a déjà interdit bon nombre de substances chimiques nocives et cancérigènes depuis 2009, la Commission européenne a franchi en juillet 2023 une nouvelle étape. Elle a décidé d'interdire tous les perturbateurs endocriniens tels que le bisphénol A ou les phtalates (voir p. 78) dans les jouets en plastique, ainsi que les substances ayant un impact sur les systèmes neurologiques et respiratoires.
Ce règlement introduira également un renforcement des contrôles des ventes de jouets au sein de l'UE, en particulier en ligne, grâce à l'obligation d'un "passeport numérique" pour chaque jouet mis sur le marché. Les fabricants et importateurs devront inclure toutes les informations et exigences de sécurité nécessaires dans un QR code, remplaçant ainsi la traditionnelle déclaration de conformité présentée aux douanes ou aux autorités de surveillance des marchés. Les plateformes de vente en ligne, y compris Amazon, seront également soumises à une surveillance accrue concernant les vendeurs tiers.

Le Bureau européen des unions de consommateurs (BEUC) estime que si ce projet est adopté par les États membres et les eurodéputés, il marquera une avancée majeure à l'échelle mondiale.

Cependant, la Fédération française des industries du jouet et de la puériculture (FJP) espère que cette directive renforcera les normes pour la vente en ligne et les vendeurs tiers, tout en veillant à mettre en place des mécanismes de vérification pour garantir le respect des règles par les plateformes.

L'héritage plastique de l'industrie du jouet

Pour chaque million de dollars de chiffre d'affaires, l'industrie du jouet consomme 40 tonnes de plastique, faisant d'elle l'industrie la plus dépendante au plastique à l'échelle mondiale. Environ 90 % des jouets dans le monde sont composés de plastique et contiennent des additifs potentiellement nocifs.

Barbie™, l'exemple d'un héritage amer

Malgré son image *glamour* et sa capacité à inspirer, Barbie™ ne fait pas exception. Avec ses accessoires intégralement composés de plastique, celle qui est devenue une icône a contribué à un flot continu de plastique qui a inondé et continue d'inonder la planète. Depuis sa création, plus d'un milliard de ces poupées en plastique ont été vendues.

Les poupées Barbie sont fabriquées avec plusieurs types de plastiques différents[1] et d'additifs chimiques reconnus pour provoquer une variété de problèmes de santé graves. L'un de ces additifs, le DINCH[2], utilisé dans les poupées Barbie les plus récentes pour

1. Andu Brunning, "Life in plastic(s): The chemistry of a Barbie doll", *Compound Interest*, 18 août 2023, [en ligne : https://www.compoundchem.com/2023/08/18/barbie/].

2. Schaffert, A., Arnold, J., Karkossa, I., Blüher, M., von Bergen, M., & Schubert, K., "The Emerging Plasticizer Alternative DINCH and Its Metabolite MINCH Induce Oxidative Stress and Enhance Inflammatory Responses in Human THP-1 Macrophages", *Cells*, 2021, vol. 10, *n°* 9, p. 2367, [en ligne : https://doi.org/10.3390/cells10092367].

remplacer les phtalates (voir p. 75), pourrait avoir des effets indésirables similaires à ceux d'autres plastifiants toxiques. Les vêtements de Barbie, constitués aussi de plastique, libèrent quant à eux des microfibres plastiques dans l'air.
Bien conscient des enjeux sanitaires et écologiques liés à sa production pharaonique de plastique, Mattel® a lancé en juin 2021 la gamme "Barbie aime l'océan", la première ligne de poupées Barbie fabriquées à base de déchets plastiques recyclés. Toutefois, **le plastique recyclé ne garantit pas l'innocuité du produit**, comme nous avons pu le démontrer (voir p. 179).
De surcroît, une fois jetés, les jouets en plastique persistent dans l'environnement, se décomposant en particules toujours plus petites et libérant des gaz à effet de serre, exacerbant ainsi le problème du réchauffement climatique.

Entre espoir et illusion

Le 1er août 2023, apparaît sur les réseaux sociaux une vidéo de l'actrice Daryl Hannah dévoilant les "poupées Barbie éco-guerrières[1]" conçues à partir de matériaux naturels tels que le mycélium et les fibres protéiniques. Mattel® semblait ainsi répondre aux appels pressants des consommateurs soucieux des enjeux sanitaires et environnementaux liés au plastique, s'engageant même à dire définitivement adieu au plastique en 2030. Initiative plébiscitée, mais qui en réalité n'était qu'un canular brillamment exécuté pour très clairement dénoncer la toxicité des poupées Barbie. Si cette révélation a trompé plusieurs médias, déçu de nombreux fans, elle soulève une question cruciale : pourquoi la production de poupées Barbie créées à partir de matériaux naturels n'a-t-elle pas déjà remplacé l'original ?
En relançant l'engouement autour de leur poupée iconique avec le film de Greta Gerwig *Barbie*, Mattel® avait une opportunité en or de réaliser concrètement son objectif affiché qui est de contribuer à un avenir plus durable et de s'engager à être une entreprise citoyenne responsable. Au lieu de cela, elle a choisi de perpétuer les mêmes dangers, aujourd'hui connus, de la pollution plastique sur la santé.

1. https://www.barbieliberation.org/mycelia

Cette success-story révèle l'étendue du mal bien répandu dans nos sociétés : celui du consumérisme aveugle – celui où les préoccupations sont celles de la "pénurie de la couleur rose"[1], au lieu de porter sur les produits chimiques utilisés dans la fabrication de ces poupées.

> Bien que les jouets jouent un rôle essentiel dans le développement des enfants et qu'il soit important d'en produire, la question de leur sécurité et de leur impact sur la santé devrait rester primordiale.

AUDACE ET GÉNIE HUMAIN : LA SOLUTION EST EN MARCHE

Les générations d'après feront probablement mieux que nous, car elles auront compris les risques liés au plastique en tant que matériau toxique et seront moins enclines à l'intégrer dans leurs innovations. Les prémices d'un monde sans plastique se dessine déjà. En effet, des initiatives mondiales cherchent à freiner notre dépendance au plastique et les innovations à venir sont très nombreuses.

L'IA : une aide précieuse dans la lutte contre la pollution plastique ?

L'ONU a souhaité finaliser un traité international visant à éradiquer la menace persistante de la pollution plastique, désormais incontestablement devenue un enjeu de santé publique mondiale. Résoudre de manière définitive cette problématique représenterait une victoire majeure, non seulement pour notre santé, mais aussi pour celle de notre planète, pour les populations actuelles et les générations futures.

En mars 2022, plus de 175 pays ont convenu d'élaborer ensemble un traité international juridiquement contraignant pour mettre fin à la pollution plastique. Plus de 60 pays, dont les Émirats arabes

---

1. Article Vanity Fair du 5 juin 2023, " Le film 'Barbie' entraîne une rupture de stock mondiale de peinture rose" par Alice Fourreaux. Lien en ligne: https://www.vanityfair.fr/article/film-barbie-entraine-rupture-mondiale-peinture-rose

unis, se sont engagés à élaborer un traité d'envergure pour éliminer la pollution plastique d'ici à 2040. De nombreux pays, tels que les États-Unis, ont pris des engagements similaires afin d'éradiquer cette pollution.
L'objectif d'éliminer entièrement la pollution plastique d'ici à 2040 revêt une importance primordiale pour résoudre à la fois la crise plastique et la crise climatique. En effet, la crise plastique contribue de manière significative au réchauffement climatique, bien plus que ce qui est actuellement reconnu.
En l'absence d'actions concrètes, le monde s'achemine vers la formation d'un cancer incurable, avec **une augmentation prévue de 22 % de la production annuelle de plastique entre 2024 et 2050**. Dans cette perspective funeste, la planète engendrerait une pollution plastique conduisant à l'expansion d'une masse délétère de déchets de plus de 62 % s'élevant à une hauteur de 3,5 km[1], soit près de 11 fois la hauteur de la tour Eiffel, et compromettrait définitivement le système vital de nos sociétés.

Dans cette question centrale, quelle est la place de l'IA pour nous aider à mettre fin à la pollution plastique en moins de deux décennies ?

Le Centre de Science des données et de l'Environnement Eric et Wendy Schmidt à Berkeley (Schmidt DSE) a collaboré avec des chercheurs de l'université de Santa Barbara pour développer un outil interactif de visualisation des données afin d'aider les décideurs à élaborer mondialement des lois sur le plastique. Mais cet outil interactif[2] présente des biais et ne reflète pas la réalité de manière suffisamment objective. Il maintient, tout comme notre société d'aujourd'hui, la perspective que le recyclage du plastique est une composante essentielle de la solution. Bien que l'outil ait le mérite de mettre en lumière l'existence de voies réalistes, voire multiples, pour mettre fin à la pollution plastique grâce à un traité international, il

1. University of California, "A 'Paris Agreement for plastic' could slash plastic pollution to almost zero", Shelly Leachman, UC Santa Barbara, November 16, 2023
2. https://plasticstreaty.berkeley.edu/

est regrettable de constater qu'il n'est pas aussi bénéfique qu'il aurait pu l'être, et ce du simple fait que l'équation reste incomplète.

> Selon les chercheurs qui ont développé cet outil, l'intégration d'un traité mondial robuste sur les plastiques par les Nations Unies, comprenant la bonne combinaison de neuf politiques de réduction du plastique, pourrait pratiquement éradiquer la pollution plastique d'ici à 2040.

Cet outil a été conçu à l'aide de l'intelligence artificielle (IA), dans le but d'anticiper comment différentes politiques incluses dans le traité pourraient collectivement réduire la pollution plastique. Il est intéressant de souligner que cette IA préconise une limitation de la production de plastique non essentiel de la même manière que nous le faisons pour réduire les émissions de gaz à effet de serre. Elle indique qu'une telle limitation entraînerait, à elle seule, une diminution similaire de 26 % de la pollution plastique. Ce point est en effet juste, et pour autant, l'IA omet de prendre en compte l'intégralité de l'équation : les émissions de gaz à effet de serre provoquées par chaque produit, ou bâtiments contenant du plastique, sont continues, mais ces données ne sont ni prises en compte ni même mesurées à ce jour.

Cela étant, l'IA semble avoir été entraînée sans tenir compte des nombreuses études récentes mettant en évidence la toxicité et la dangerosité du recyclage du plastique, ce qui, dans le contexte actuel, est non seulement regrettable, mais surtout dangereux tant elle se veut une aide à la prise de décision dont les conséquences ne sont autres que celles de nos vies. L'outil met en évidence que certaines politiques spécifiques auraient un impact significatif pour créer un monde sans déchets. Cependant, cela sous-entend que cet instrument considère la pollution uniquement par le biais des résidus plastiques. Avec ce prisme, il préconise par exemple qu'une obligation de fabriquer de nouveaux produits en plastique avec au

moins 30 % de plastique recyclé réduirait la pollution plastique de 29 %.
Or, cela est inexact car, comme nous l'avons précédemment détaillé, la pollution plastique englobe non seulement les déchets plastiques visibles, mais aussi ceux, invisibles, qui s'infiltrent dans nos vies quotidiennement par les micro- et nanoplastiques créés lors de l'usure de tout objet contenant du plastique (plastique vierge ou recyclé).

Un autre exemple de politique proposée par l'outil est de considérer qu'inclure la collecte de quelques centimes ou fractions de centime sur la vente de produits en plastique pour investir dans l'infrastructure de recyclage et de gestion des déchets ferait partie d'une solution pour créer un monde sans déchets plastiques. Cette proposition constitue à ce jour un non-sens sur le plan sanitaire.
Les infrastructures de recyclage que cette proposition prévoit de financer deviendront finalement des infrastructures de production de plastique recyclé. En d'autres termes, elles remettront en circulation la pollution plastique pour autant de nouveaux cycles que possible. Cette remise en circulation continue de produits plastiques par une forme de recyclage plastique subventionnée n'est en rien un levier de diminution des déchets plastiques. Ceux-ci réapparaîtront dans la nature, à mesure que se déroule chaque cycle de remise en circulation de ces plastiques recyclés. Tout cela, sans compter qu'il est aujourd'hui prouvé que la toxicité du plastique recyclé est plus importante encore que celle du plastique vierge (voir p. 179). **Ces exemples illustrent les limites de l'intelligence artificielle alimentée par des idéologies humaines.**
L'IA ne peut pas nous aider à résoudre le problème de la pollution plastique si elle est biaisée par des informations incomplètes, et pire, nous conduit à des conséquences potentiellement plus graves encore en amplifiant cette pollution déjà devenue insoutenable, en favorisant par exemple sans discernement des approches prises non pas de façon pragmatique mais idéologique, que beaucoup placent en réponse à tout, de manière irraisonnée, tel que le recyclage du plastique.

> L'IA est un tout, mais est aussi et surtout un appel à une plus grande responsabilité de la part des universités qui représentent le sanctuaire du savoir et de la connaissance quant à la diffusion d'informations scientifiquement fiables, qui plus est dans un domaine touchant à la santé.
> La non-prise en compte d'un corpus d'études récentes de scientifiques de la santé dans une IA développée par des universitaires en vue d'aider à la décision sur les politiques publiques de réduction de la pollution plastique est une faute. La propagation par voie universitaire d'informations erronées sur le recyclage du plastique peut avoir un préjudice significatif sur la santé de tous.

De nombreux pays et régions dans le monde prennent des mesures en faveur d'une économie circulaire des plastiques, influencés par des groupes de pression qui y voient leur intérêt économique. Maintenant, ils pourraient – nous pourrions – également être incités à adopter de telles politiques insensées parce qu'elles seraient recommandées par l'IA. À l'aune des connaissances scientifiques actuelles, continuer de valoriser le plastique ou les déchets plastiques en vue de leur réutilisation dans des produits de grande consommation et dans les usages de notre quotidien est irresponsable et criminel en matière de santé publique.

À nos dirigeants politiques de se saisir pleinement de la responsabilité si importante qui leur incombe, pour nous tous et pour les générations futures.

PlastIQ : l'IA au front contre la pollution plastique

Et si l'intelligence artificielle (IA) nous offrait une lueur d'espoir d'un autre ordre ? Plongée dans ce futur pas si lointain : l'avenir d'un monde déplastifié se dessine déjà, éclairé par l'intelligence artificielle. Envisagez un futur proche où les algorithmes d'IA scannent nos océans, rivières et forêts, détectant avec une précision inégalée les

débris plastiques. Ces systèmes d'avant-garde repèrent, identifient et facilitent la collecte de ces envahisseurs silencieux avant qu'ils ne deviennent des MNP, ouvrant la voie à un nettoyage plus ciblé et efficace.
Mais l'IA ne s'arrête pas là. Elle révolutionne également nos centres de tri, où des capteurs visuels automatisés trient et identifient les plastiques, optimisant le processus non plus du recyclage, mais de l'éradication de ce matériau toxique. En digérant des montagnes de données, elle révèle des lacunes dans nos systèmes actuels, nous invitant à repenser fondamentalement nos méthodes de traitement des déchets, à nous faire comprendre notre erreur concernant le recyclage du plastique et le traitement de ces déchets tels que nous l'avons actuellement. À un niveau macroscopique, l'IA cartographie la trajectoire de la pollution plastique, anticipant les zones critiques. Cette intelligence prédictive permet aux décideurs et aux protecteurs de l'environnement de maximiser l'impact de leurs interventions. Mais elle s'adresse aussi directement à nous. Les assistants virtuels d'IA, avec leur connaissance infinie, nous éduqueront et nous guideront vers des choix plus écologiques, nous rappelant chaque jour notre rôle essentiel dans cette bataille. Il n'est pas beau cet avenir ?
Aussi prometteuse soit-elle, l'IA n'est pas une baguette magique. Elle est l'une des nombreuses armes dans notre arsenal. Pour vraiment tourner la page sur cette crise écologique, nous devons combiner cette technologie avancée à une sensibilisation accrue, à des politiques rigoureuses et courageuses, et à un engagement mondial à préserver notre planète et notre santé.

New York City se mobilise contre la pollution de PVA

En février 2024, James Gennaro, membre démocrate du conseil municipal de New York, a présenté un projet de loi intitulé “Pods Are Plastic Bill”, qui rendrait illégale la vente ou la distribution de dosettes de détergent ou de feuilles de lessive contenant de l'alcool polyvinylique, également connu sous le nom de PVA ou PVOH.

Bien que les capsules de détergent et les feuilles “se dissolvent” lors du lavage, le PVA reste en réalité une forme de plastique.

Ce projet de loi souligne que les microplastiques et les nanoplastiques constituent des sources omniprésentes de pollution dans les voies navigables américaines.

Selon une étude de 2018, plus de 700 000 tonnes de PVA sont produites chaque année dans le monde, un chiffre qui augmente de 4 % annuellement.[1]
À la différence des autres plastiques, le PVA est longtemps passé inaperçu, en partie en raison de son utilisation limitée. Cependant, tout a changé en 2012 lorsque Procter & Gamble a introduit les Tide Pods™, ouvrant ainsi la voie au marché des capsules de lessive. Depuis, de très nombreuses entreprises se sont lancées dans la vente de capsules de lavage, de capsules de lave-vaisselle et de feuilles de détergent contenant du PVA.

Plus récemment, ce matériau a également été utilisé dans l'alimentation, notamment dans des capsules de shake protéiné qui peuvent être ajoutées à un liquide, secouées et consommées, ainsi que dans des revêtements comestibles conçus pour prolonger la durée de conservation des fruits et légumes. De nombreux produits contenant du PVA sont promus auprès des consommateurs comme étant plus pratiques et plus respectueux de l'environnement.

Pour Procter & Gamble, le PVA ne contribue pas à la pollution par les microplastiques.[2]
Un porte-parole de True Earth, un autre fabricant de produits de nettoyage à base de PVA, a déclaré que ses produits contribuent à la “lutte contre les contenants en plastique à usage unique et à durée

---

1. Shilang Xu, Muhammad Akbar Malik, Zhang Qi, BoTao Huang, Qinghua Li, Manas Sarkar, Influence of the PVA fibers and SiO2 NPs on the structural properties of fly ash based sustainable geopolymer, Construction and Building Materials, Volume 164, 2018, Pages 238-245, ISSN 0950-0618, https://doi.org/10.1016/j.conbuildmat.2017.12.227.
2. Article du Water Online: “Dishwasher Pods And Laundry Sheets Face Ban In NYC Over Microplastic Contamination”, Peter Chawaga, February 21, 2024. En ligne : https://www.wateronline.com/doc/dishwasher-pods-and-laundry-sheets-face-ban-in-nyc-over-microplastic-contamination-00011

de vie courte" et a mis en avant le sceau d'approbation de l'Environmental Protection Agency (EPA), l'agence fédérale des États-Unis, qui a pour mission de protéger la santé humaine et l'environnement. Les capsules de lessive "ont constitué un grand pas en avant dans le domaine de la durabilité dans l'industrie de la lessive", a déclaré Alastair Dorward, P.-D.G. de Dropps®, qui décrit ses capsules comme biodégradables. Alastair Dorward met en avant la facilité d'utilisation et les réductions des émissions, du transport et de la consommation d'eau ; Dropps® estime avoir évité l'utilisation de près de 6 millions de bouteilles en plastique depuis 2018.

Une étude[1], parue en février 2023 dans la revue *Chemistry & Chemical Technology*, a examiné les effets des capsules de lessive lors de lavages. Les résultats ont révélé que l'utilisation de ces capsules entraînait l'accumulation de sédiments dans les tuyaux, favorisant ainsi la formation de microplastiques qui se retrouvent dans l'environnement.

Le polyvinyl alcool a également été détecté dans le corps humain, sous forme de nanoplastiques qui pénètrent dans les cellules nerveuses, augmentant potentiellement le risque de maladie de Parkinson[2]. (voir p. 120)
Des microplastiques, y compris du PVA, ont été découverts dans le lait maternel et les placentas des femmes.

Pour l'instant, le projet de loi a été renvoyé à la Commission sur la protection de l'environnement, la résilience et les fronts de mer du conseil municipal de New York pour une évaluation plus approfondie. Au moment de la publication de ce livre, il n'a pas encore été approuvé, mais s'il l'est, les entreprises contrevenantes pourraient encourir des amendes allant jusqu'à 1 200 dollars par violation.

---

1. Cüce, H., Aydın Temel, F. Efficient Removal Performance of COD in Real Laundry Wastewater via Conventional and Photo-Fenton Degradation Systems: A Comparative Study on Oxidants and Operating Time by H2O2/Fe2+. *Arab J Sci Eng* 48, 15823–15835 (2023). https://doi.org/10.1007/s13369-023-07652-9
2. NIH "Nanoplastics may help set the stage for Parkinson's risk", Vicki Contie, December 12, 2023 Lien en ligne : https://www.nih.gov/news-events/nih-research-matters/nanoplastics-may-help-set-stage-parkinson-s-risk

Les nanosatellites en Méditerranée : utopie ou réalité imminente ?

Plus proche de nous... Et si nous traquions des déchets plastiques en mer à l'aide de nanosatellites ? Depuis 2020, la Fondation Van Allen, en collaboration avec le groupe Nicollin et le Centre spatial universitaire de Montpellier, s'engage dans la conception de projets innovants destinés à lutter efficacement contre la pollution marine. Le Centre spatial universitaire de Montpellier (CSUM) travaille depuis plusieurs années sur le projet RESPOGLI (REmote Sensing detection of Plastic POllution in the Gulf of Lions), qui vise à utiliser des nanosatellites pour repérer depuis l'espace les déchets plastiques en Méditerranée. Prévu pour être lancé en 2026, le nanosatellite aura la taille d'une boîte à chaussures et sera équipé de caméras miniatures hautement sophistiquées pour capturer des images de la Méditerranée. Son champ d'action couvrira environ 100 km^2, et le projet s'inscrit dans une initiative plus vaste visant à récupérer les déchets en mer. Les objectifs de ce projet sont doubles : tout d'abord, explorer la faisabilité de la détection de divers types de plastiques depuis l'espace, puis analyser l'évolution temporelle de ces matériaux, notamment lorsqu'ils sont colonisés par la faune marine en Méditerranée. La localisation précise de ces résidus pourrait potentiellement permettre leur récupération avant qu'ils n'atteignent les côtes marines. Le nanosatellite devrait être opérationnel pendant une durée maximale de cinq ans avant d'être désactivé et de se désintégrer dans l'atmosphère terrestre, un processus pouvant prendre jusqu'à 20 ans.

Jelter™, les bouées intelligentes pour filtrer les microplastiques

Jelter™, un nom qui fusionne *jelly-fish* ("méduse") et *filter* (filtre), est une start-up italienne fondée par trois jeunes femmes récemment diplômées de l'Institut européen de design (IED) de Milan : Rebecca Raho, Emanuela Tarasco, et Caterina Favella. La société a développé un concept innovant de bouées intelligentes, inspirées par la forme d'une méduse, qui sont équipées d'une pompe fonctionnant à l'énergie solaire pour aspirer l'eau et d'un filtre destiné à filtrer les microplastiques à la surface des mers et des bassins d'eau.

Face à la pollution croissante due aux micro- et nanoplastiques, un problème mondial encore sans solution efficace puisqu'aucune nation n'a pris de mesures suffisantes pour réduire l'utilisation du plastique, même pour ses usages les plus superflus comme les emballages à usage unique et les pesticides, le projet de Jelter™ offre une réponse prometteuse.

Le développement de ce projet a été affiné avec l'aide de techniciens experts pour améliorer la flottabilité et l'efficacité du drainage, en utilisant des matériaux compatibles avec l'environnement marin.

Le concept a été chaleureusement reçu lors du Festival du développement durable à Milan et à la foire Seafuture à La Spezia, suscitant un vif intérêt. Jelter™ cherche désormais des investissements pour passer à la phase de production industrielle.

La solution proposée par Jelter™ semble très intéressante, en mer mais aussi pour les réservoirs d'eau qui alimentent en eau potable et minérale, où la présence de microplastiques a déjà été constatée, ainsi que pour les plans d'eau douce utilisés en aquaculture. Des flottes de ces bouées pourraient continuellement surveiller les niveaux de pollution en surface et tester l'efficacité de leur système de filtration, particulièrement dans des zones stables exemptes de courants marins forts.

Un filtre à microplastiques efficace

L'Institut des sciences et de la technologie de Daegu Gyeongbuk (DGIST) en Corée du Sud a récemment présenté une solution novatrice dans la lutte contre la pollution plastique. Selon un communiqué de l'institut publié le 29 décembre 2022, ce nouveau concept de filtration des microplastiques pourrait marquer une avancée significative. Les chercheurs ont révélé que leur filtre repose sur l'utilisation d'un matériau spécifique : le cadre covalent de triazine (CTF). Ce matériau extrêmement poreux a la capacité de stocker les particules qu'il capture. Le CTF est déjà utilisé dans le traitement des eaux pour éliminer les colorants organiques présents dans les eaux industrielles. Les scientifiques sud-coréens ont conçu des molécules de CTF qu'ils

ont ensuite soumises à une oxydation. Selon leurs résultats, le filtre est capable de retenir jusqu'à 99,9 % des microplastiques en seulement dix secondes. Cette technologie semble très prometteuse dans la lutte contre la pollution plastique.
Les chercheurs ont poussé leurs travaux encore plus loin en développant une version de leur prototype à base de polymères. Ce dernier est capable d'absorber la lumière solaire et de convertir cette énergie en chaleur, qui est ensuite utilisée pour dépolluer l'air des composés organiques volatils (COV). Les résultats indiquent que 98 % des COV peuvent être éliminés sous l'effet de l'irradiation solaire.
Les responsables du projet estiment qu'un prototype combinant les deux filtres, anti-microplastiques et anti-COV, serait probablement la technologie de purification de l'eau la plus efficace au monde.

> Aujourd'hui, nous savons que le plastique est dangereux, toxique. C'est un fait. Le savoir, c'est pouvoir tout changer.

Tom Ford Plastic Innovation Prize 2023

Le Tom Ford Plastic Innovation Prize est un concours lancé par le célèbre designer de mode Tom Ford en collaboration avec l'organisation à but non lucratif Lonely Whale.
L'objectif du prix est de découvrir et de promouvoir des alternatives marines sûres et biologiquement dégradables qui peuvent remplacer les plastiques traditionnels utilisés dans divers produits et emballages. Les participants au concours sont invités à proposer des solutions innovantes qui peuvent être développées à grande échelle et qui ont le potentiel de réduire significativement la pollution plastique.
Doté d'un soutien financier de 1,2 million de dollars, le prix aide les lauréats à développer leurs innovations, et une plateforme dédiée présente leurs solutions à un public mondial, renforçant ainsi les efforts de sensibilisation et d'adoption de pratiques plus durables.
L'objectif central du concours est d'identifier les entreprises qui proposent des alternatives biodégradables et sans danger pour les milieux marins en remplacement des plastiques conventionnels produits à

partir de combustibles fossiles. Parmi les lauréats de l'édition 2023 figurent Sway, Zero Circle et Notpla, qui intègrent des algues dans leurs produits, opérant respectivement aux États-Unis, en Inde et au Royaume-Uni. **Les algues, une ressource abondante, n'ont pas besoin de terre, d'eau douce ou d'engrais.**

Sway The Future[1]

Sway est une start-up américaine fondée par Julia Marsh, qui propose des emballages entièrement compostables à domicile fabriqués à base d'algues. En utilisant les polymères naturels des algues, Sway crée des matériaux qui imitent les propriétés du plastique sans ses inconvénients environnementaux. Cette approche permet de réduire la dépendance aux plastiques dérivés du pétrole et de promouvoir une économie vraiment circulaire. Les produits de Sway se décomposent rapidement dans les composts domestiques, réduisant ainsi les déchets plastiques et leur impact environnemental.

Zerocircle[2]

Zerocircle est une entreprise pionnière basée en Inde, spécialisée dans la production d'emballages biodégradables à partir d'algues. Cette start-up vise à remplacer les emballages alimentaires utilisés dans les fast-foods, les sachets de thé, les gobelets en carton, ainsi que les emballages de produits de mode, souvent fabriqués avec du plastique dissimulé. L'ambition de Zerocircle est d'offrir une solution véritablement durable qui aide à minimiser la pollution plastique et à réduire l'empreinte environnementale des emballages traditionnels.

Notpla[3]

Notpla est une entreprise innovante, basée au Royaume-Uni, spécialisée dans le développement de solutions d'emballages durables et biodégradables à base de matières naturelles, notamment les algues. Fondée en 2014 par Pierre Paslier et Rodrigo Garcia Gonzalez,

1. www.swaythefuture.com
2. www.zerocircle.in
3. www.notpla.com

Notpla vise à remplacer les emballages plastiques traditionnels par des alternatives écologiques qui se décomposent naturellement, réduisant ainsi l'impact environnemental des déchets plastiques. Elle est surtout connue pour son innovation Ooho, une bulle comestible et biodégradable conçue pour contenir des liquides. Elle est fabriquée à partir d'un mélange d'algues et de plantes. Ce produit a été utilisé pour distribuer de l'eau et des boissons lors de marathons et autres événements sportifs, ainsi que pour des cocktails et des sauces. Sa vision est de créer un avenir où les emballages sont conçus pour avoir un impact minimal sur l'environnement et où les matériaux naturels jouent un rôle central dans l'industrie de l'emballage.

UN MONDE "0 PLASTIQUE"

Se donner l'ambition de repenser, réinventer, innover pour tendre vers le "0 plastique" dans notre vie quotidienne, n'a évidemment pas de sens en tant qu'étape de transition à proprement parler (qui le penserait ?), ce qui n'en retire pas moins tout son sens en tant que cap et en tant qu'objectif.

Évidemment, une telle ambition oblige à réellement penser autrement. Ce n'est pas pour cela qu'il nous faut capituler d'avance. C'est un défi d'innovation qu'il nous faut relever. Le génie humain en a relevé d'autres.

En clair, tendre vers le "0 plastique" (sans entrer dans la caricature du "0 quoi que ce soit") n'est ni ultra-simpliste, ni dangereux, quand il s'agit de penser au bon matériau avec les bonnes propriétés pour faire le job, avec le minimum de carbone à la fabrication et à l'usage, tout en protégeant notre santé.

En revanche, et de nombreuses études le démontrent, l'inverse – continuer à accroître la pollution plastique – l'est, sans aucun doute.

7.

L'ASCENSION DE L'ÉCO-ANXIÉTÉ ET DE L'INACTION

"Action is the foundational key to all success."

Pablo Picasso

Encore aujourd'hui, la pollution plastique est considérée comme un problème environnemental mettant en danger les océans et l'écosystème, en omettant complètement la réalité du problème de la pollution plastique en tant que question cruciale de santé publique. Il y a comme une croyance plus forte que certaines intelligences, qui vise à séparer artificiellement tout impact que subit l'environnement de tout effet néfaste constaté sur la santé humaine.

Non. Ce n'est pas parce que de nombreux gouvernements successifs ont créé deux ministères distincts, l'un pour l'environnement et l'autre pour la santé, que ces deux questions qui concernent la vie sur Terre sont indépendantes l'une de l'autre. C'est d'ailleurs tout le contraire. Elles sont liées. Les actions à mener doivent elles aussi lier l'environnement et la santé comme un tout.

UNE SOCIÉTÉ EN SOUFFRANCE

Notre société de consommation engendre frustration et souffrance continue. De nombreuses personnes se sentent "égarées" et anxieuses face à l'avenir. Il est crucial de comprendre que nos actions présentes façonnent le futur. Plutôt que de craindre l'avenir, il est essentiel d'agir mieux au quotidien. Si les individus ne cherchaient pas leur identité ou leur bonheur dans des biens matériels, il y aurait sans doute moins d'anxiété. Plus on recherche le bonheur de cette manière, plus il nous échappe. Les objets et les relations éphémères peuvent procurer certes du plaisir, mais jamais une joie ou un bonheur durable. Notre société, axée sur une consommation rapide et une mentalité du "tout jetable", renforce cette quête superficielle du bonheur.

> Nous vivons une période critique de bouleversements sans précédent dans l'histoire de l'humanité.

Nous avons besoin de la voix de chacun pour inspirer le monde, pour y croire encore.
Nous ne devons pas capituler face à ce tsunami de plastique.
Nous devons considérer cela comme l'un des plus grands défis à relever.

En ces temps incertains, il est facile de se sentir impuissant face aux défis qui nous entourent. Mais nous ne pouvons pas nous permettre de baisser les bras. Le temps est venu de faire preuve de courage et de détermination. Nous devons nous engager à prendre des mesures concrètes pour réduire notre empreinte plastique.

Dans ma quête à éveiller les consciences à l'égard de la pollution plastique, on me dit parfois que cette prise de conscience génère de l'anxiété, que par moments, l'ignorance peut sembler être un meilleur choix. Je demeure intrinsèquement convaincue que vivre dans le déni n'a jamais constitué un choix judicieux. Naviguer dans les méandres de l'inconscience peut sembler temporairement apaisant, mais c'est dans cette obscurité volontaire que germe le terreau fertile de notre propre inaction. Refuser de confronter les réalités complexes de la pollution plastique revient à éroder le socle même sur lequel repose notre responsabilité collective envers la planète que nous partageons et que nous léguerons aux générations futures.

Il est indéniable que la diffusion de vérités peut déclencher une cascade d'émotions, parmi lesquelles figure l'anxiété. Néanmoins, la sagesse réside dans la reconnaissance que cette anxiété peut agir comme un puissant catalyseur de l'action et du changement.
La réalité des problèmes environnementaux peut être écrasante, et il est parfois difficile pour les gens de faire face à la gravité de la situation. Cependant, ignorer ces problèmes ne les résoudra pas, et la sensibilisation est souvent la première étape nécessaire vers le changement. **À mon sens, le prérequis à l'action est la compréhension.** Sans une compréhension approfondie d'un sujet, il est impossible d'agir de manière judicieuse.
Notre peur nous paralyse, jamais notre connaissance. Comprendre un sujet permet de mieux l'appréhender. La peur n'arrête pas le chaos. Elle le décuple. **La connaissance résout les problèmes, c'est par elle que nous parvenons à surpasser tous les défis, à croire encore que c'est possible.**

L'inertie internationale qui prévaut actuellement, exacerbant la problématique de la pollution plastique, est nourrie par la peur et non par la lucidité ou la connaissance. La crainte de devoir renoncer à nos habitudes, l'appréhension des pertes financières inhérentes si l'on décidait de renoncer au plastique, et la peur de devoir s'expliquer sur le pourquoi on a attendu si longtemps avant d'agir, contribuent à cette inaction. Toutes ces peurs sont souvent enracinées dans des préjugés profondément ancrés, qu'il est temps de dépasser.
La résistance au changement découle souvent de la peur du rejet de nos habitudes, érigées en remparts de notre quotidien. L'économie, teintée de cette hantise de la perte financière, s'oppose à la transition vers des alternatives pourtant plus durables, déjà là et souvent plus économiques. Un examen critique de ces craintes révèle une

résistance alimentée par des croyances profondes, des idées reçues qui exercent un contrôle pernicieux sur nos actions collectives.
Pour susciter un véritable changement, il est impératif de transcender ces peurs, de déconstruire les faux préceptes qui les alimentent et de cultiver une compréhension plus éclairée. Il est temps de passer de la peur à la clarté, de l'inaction paralysante à une action concertée en faveur de notre bien commun.

Notre pire ennemi est la peur. Nous devons faire le choix non pas de la peur, mais celui d'explorer les limites de notre capacité, car nous pouvons tous participer à changer le monde et persévérer face aux défis, mais pour cela nous devons nous informer, apprendre à désapprendre nos idées reçues.

ÉCO-ANXIÉTÉ ET PEUR : MÊME COMBAT ?

Ce mal du siècle qui s'insinue dans les esprits, jeunes et moins jeunes, telle une cicatrice psychologique profonde, témoin silencieux de la lutte acharnée de notre civilisation pour la préservation de ce qui reste de notre précieuse planète. Elle reflète en réalité une génération déterminée à changer le cours des choses, mais désillusionnée par la dure réalité des actions passées et par les pas trop timides que nous faisons.
Face à la montée inexorable des eaux, aux incendies destructeurs, à l'extinction tragique d'espèces, à la masse de pollution plastique dans les océans et aux cataclysmes climatiques, l'éco-anxiété se fait le cri inaudible d'une société incapable d'accepter l'état actuel du monde, tout en cherchant frénétiquement des moyens de le préserver. Elle surgit lorsqu'on réalise soudain les dégâts environnementaux que notre civilisation peut causer et dont nous sommes inondés dans les médias par les prédictions funestes, et par la réticence à accepter un héritage lourd de conséquences, laissé en héritage par la génération d'avant.

L'éco-anxiété n'est pas actuellement classée comme un trouble de santé mentale à part entière dans les manuels de diagnostic comme

le DSM-5 (*Manuel diagnostique et statistique des troubles mentaux*), cependant, elle est de plus en plus reconnue comme un problème de santé mentale émergent, réel et légitime.
Il est important de prendre en compte notre bien-être mental et de chercher un équilibre entre la conscience des problèmes environnementaux et l'action positive que cela peut nous procurer. **Participer au changement du monde nous rend heureux**, c'est incontestable. Faut-il encore se l'autoriser. Il est donc essentiel de trouver des moyens de gérer le stress et l'anxiété liés à ces préoccupations pour continuer à agir.

Comme pour tout, il y a des degrés dans l'éco-anxiété. Parfois certains s'enlisent et il est alors très difficile de s'en sortir seul, tout comme pour la dépression. L'éco-anxiété est de plus en plus reconnue par les professionnels de la santé mentale, les chercheurs et les organisations de santé publique en font l'une de leurs préoccupations. De nombreux professionnels de la santé mentale prennent en compte les préoccupations environnementales de leurs patients et considèrent l'éco-anxiété comme une composante de l'anxiété générale.

L'inquiétude pour l'environnement, le changement climatique et la perte de biodiversité, l'impact de la pollution plastique sur notre santé et l'environnement peuvent causer des niveaux significatifs de stress et d'anxiété chez certaines personnes. Cela peut bien entendu affecter leur bien-être mental, leur qualité de vie et leur capacité à fonctionner au quotidien.

> L'éco-anxiété est une réaction naturelle à la crise environnementale, mais elle peut être gérée et transformée en une motivation pour le changement, car elle permet de ne plus subir mais d'agir.

Notre éco-anxiété, loin d'être un fardeau paralysant, se révèle en réalité être le catalyseur qui stimule notre imagination, notre engagement et notre action. Ne nous trompons pas, lorsqu'on pense que l'éco-anxiété nous paralyse, nous subissons non pas l'éco-anxiété mais "l'effet tunnel". Ce concept psychologique nous révèle que plus la peur s'installe, plus notre champ de vision et d'attention se rétrécit, créant ainsi l'illusion d'un déclin des perspectives, entraînant une disparition de tout état critique.

L'ÉCO-ANXIÉTÉ COMME MOTEUR

Nous sommes confrontés aujourd'hui à l'impératif urgent de développer collectivement notre capacité à imaginer l'avenir. L'intensification de l'imagination, conjuguée à la formation d'alliances pour faire face ensemble aux menaces environnementales, contribue à atténuer la peur. Nos alliés dans cette quête sont ceux avec qui nous partageons ce récit commun.

Il est crucial de reconnaître que malgré les avertissements alarmants des chercheurs concernant la montée inexorable du niveau des mers, mettant en péril les cités abritant près d'un demi-milliard d'habitants, nous ne devons pas succomber à la résignation. Dans un scénario dépassant le seuil déjà critique d'un demi-degré supplémentaire de réchauffement, 200 millions de citadins de plus pourraient se retrouver régulièrement immergés jusqu'aux genoux, exposés davantage aux dévastations potentielles des ondes de tempête.

Ainsi, il devient impératif d'imaginer collectivement l'avenir pour contrer ce scénario inéluctable. C'est dans cet acte d'imagination partagée que réside la clé pour répondre de manière créative et résolue aux défis cruciaux de notre époque.

Rêver ensemble, c'est de cela que nous avons besoin.

Nous sommes à un tournant sans précédent dans l'histoire de l'humanité et nous avons la chance de pouvoir remettre la nature au centre des innovations à venir. Chacun de nous à la capacité de changer le monde. Chaque génération s'imagine être plus intelligente que celle d'avant et plus sage que celle qui vient. Mais la vérité, c'est que chaque génération à tendance à oublier que la nature est pleine de surprises et d'intelligence. C'est en devenant des humains qui intègrent l'intelligence de la nature que nous gagnerons en intelligence et que nous changerons le monde pour le mieux.

Chaque innovation devrait être pensée avec l'effet papillon qu'elle produit sur notre environnement, car si nous détruisons les ressources de la Terre, nous créons un monde où il sera de plus en plus difficile de vivre.

Modifier notre manière de consommer, de voyager, de profiter de la vie... Beaucoup de choses qui nous paraissent normales aujourd'hui, ne le sont pas du tout et le seront encore moins à l'avenir. Utilisons le génie humain pour transformer le monde et non pour le détruire. Certains vous diront sans doute que c'est impossible. Je sais. Je vais vous dire où je puise la force d'y croire, d'avancer et de continuer chaque jour. C'est un événement qui m'a marqué quand j'étais enfant.
Mes parents étaient des réfugiés politiques qui ont dû fuir du jour au lendemain à cause du régime communiste. Ils ont eu le courage de quitter leur pays occupé pour que je puisse naître dans un pays libre. J'ai été élevée avec l'idée que le mur de Berlin ne tomberait jamais. À cette époque-là, le monde entier le pensait. Puis est venue la nuit du 9 novembre 1989, cette nuit-là le mur est tombé. Cet événement, qui a bouleversé le monde, a été un exemple très concret pour moi, que tout est toujours possible, même lorsque cela paraît impossible et que le monde entier le croit[1].

Le rapport annuel du Conseil économique, social et environnemental (CESE)[2] dévoile que huit Français sur dix se disent inquiets des conséquences du dérèglement climatique. C'est un signal positif. Cette inquiétude généralisée devrait être accueillie avec optimisme, car elle témoigne d'une transition imminente vers l'action concrète.

---

1. Extrait TEDx de Rosalie Mann, "La désillusion du plastique recyclé", https://www.ted.com/talks/rosalie_mann_la_desillusion_du_plastique_recycle_jan_2021/transcript?delay=5s&subtitle=en

2. 2023-024 – NOR : CESL1100024X Mercredi 25 octobre 2023 – Rapport annuel sur l'état de la France en 2023 "Inégalités, pouvoir d'achat, éco-anxiété : agir sans attendre pour une transition juste"

Cela souligne l'idée que la compréhension préalable est le prérequis essentiel à tout engagement significatif, et que plus les individus sont conscients des enjeux, plus ils sont enclins à agir.

Ma propre histoire m'a conduite à m'engager. Confrontée moi-même à une certaine éco-anxiété, je me suis interrogée sur les raisons pour lesquelles tout le monde demeurait indifférent à la pollution microplastique. Mais j'ai vite compris que la réponse résidait dans le manque d'information. J'ai alors entrepris de vulgariser, de diffuser, de partager les études scientifiques, de sensibiliser chacun à la nécessité d'agir et de cesser de subir cette pollution invisible.
Comment expliquer que les dangers sanitaires de l'invasion des microplastiques dans nos corps et dans notre environnement soient si largement sous-estimés et laissés sous silence ? Sans doute parce que cela implique d'apprendre à désapprendre nos idées reçues sur le plastique, et notamment sur le plastique recyclé. On nous fait croire que la société serait désemparée sans plastique dans son quotidien. Le plastique a changé le monde comme aucun matériau, au point qu'il semble être devenu essentiel dans notre société moderne.

Or, maintenant que l'on connaît ses ravages sur la santé et l'environnement, ne serait-il pas temps de changer de paradigme ? Il est tout à fait compréhensible que les individus ressentent de l'appréhension face au changement, une réaction courante qui peut s'expliquer par deux raisons principales. En premier lieu, tout changement dans nos vies est perçu, du point de vue médical, comme un stresseur, ce qui signifie qu'il constitue une source de stress au sens large. En second lieu, chaque changement implique à la fois des gains et des pertes. Lorsque nous sensibilisons le public à ce sujet, nous observons trois attitudes distinctes :
– ceux qui veulent toujours plus de preuves, comme si nous avions besoin d'études supplémentaires pour agir dès à présent ;
– ceux qui n'osent pas imaginer que cette menace soit réelle et qui en conséquence préfèrent rester dans le déni ;
– ceux qui comprennent la situation, mais estiment que compte tenu de l'ampleur de cette pollution invisible, il est difficile d'apporter une solution significative.

Résultat des courses, nous restons globalement dans l'inaction.

L'industrie plastique tire profit de cette situation. Elle parvient ainsi à gagner du temps, d'autant plus que le plastique recyclé lui permet actuellement de se présenter comme une industrie vertueuse qui contribue à sauver la planète, alors que nous devons cette situation catastrophique justement à cette industrie du plastique, qu'elle soit productrice de plastique vierge ou recyclé.
Les conclusions des dernières études sont assez alarmantes. Plus nous attendons plus les choses s'aggravent, tandis que l'industrie du plastique, elle, continue à faire des profits au détriment de chacun de nous, sous la forme d'un emprunt à nos vies en bonne santé qu'aucune banque ne leur demandera jamais de rembourser.

La vérité, c'est que le monde économique n'a toujours pas réglé son addiction au plastique.

Pendant ce temps, les producteurs de matières plastiques font pression pour promouvoir et faire adopter toujours plus de circularité des plastiques sous le prétexte de parvenir à la neutralité carbone. Cependant, ce que l'on oublie de mentionner, c'est que le plastique, recyclé ou non, émet des gaz à effet de serre lorsqu'il est exposé aux rayons UV tout au long de son cycle de vie, ainsi que lors de sa dégradation dans l'environnement sous forme de déchets.

Si nous voulons vraiment avoir un impact sur le réchauffement climatique, nous devons d'abord résoudre la question de l'éradication des déchets plastiques et non vouloir à tout prix les remettre en circulation dans les usages de nos vies quotidiennes.

Cet aspect sanitaire est malheureusement souvent négligé et minimisé par l'industrie du recyclage du plastique, qui semble préférer ignorer ce problème pour poursuivre ses activités au détriment de la santé de chacun d'entre nous.

J'avoue ne pas comprendre pourquoi cette question ne fait pas déjà l'objet d'une campagne de sensibilisation par le ministère de la Santé et de mesures prises par le gouvernement.

LA PURETÉ MILITANTE

Cette culture du "*call-out*" pousse les gens, et pas seulement les personnes publiques, mais aussi et surtout les jeunes, à avoir peur de prendre la parole sur des sujets d'écologie ou de pollution plastique. J'entends très souvent des gens me dire qu'ils craignent de mal s'exprimer sur le sujet, qu'ils ont peur de faire une erreur, que cela leur soit reproché. Mais la peur, c'est la pire alliée du changement. Nos peurs de l'opinion des autres étouffent simplement nos envies d'engagement.

Cette culture du "*call-out*" doit cesser. Je suis d'autant plus surprise de voir que ce sont parfois des activistes qui jugent ainsi ceux qui prennent la parole, parce que pour eux, on n'en ferait pas assez ! Quand on se dit activiste, on doit avoir l'esprit ouvert et ne pas générer cette violence. Parce que oui, c'est ultra-violent. C'est violent de recevoir des torrents de reproches, de culpabiliser l'autre, de le pointer du doigt, de lui donner l'impression qu'il n'est pas suffisamment bien pour la cause environnementale. Mais ils oublient simplement que chaque personne qui s'engage, c'est un pas de plus vers un monde meilleur et ce, quel que soit le niveau d'engagement. Soit on part du principe que tout individu est déterminé de façon absolue et limitée par ce qu'il a fait par le passé, soit on admet que ce qui construit l'homme c'est non seulement ce qu'il a fait ou a été dans le passé mais également ce qu'il est capable de prendre comme nouvelle décision dans le présent ou dans le futur. À force de dénigrer, de détruire les bonnes intentions de l'autre on provoque simplement l'inaction générale. Et pour finir, tout le monde est perdant... et surtout la cause.
Personne n'aime être jeté à la vindicte populaire. Arrêtons de nous juger les uns les autres car à force on ne peut plus avoir de conversations saines et certains sujets deviennent vraiment tabous. Le

problème, c'est que cette ambiance sur les réseaux sociaux pousse les gens, et surtout les jeunes, au conformisme, à ne plus avoir d'idées nouvelles, à ne plus penser par eux-mêmes. À rester neutre. Du coup, on enferme les gens dans ce qu'ils ont de moins grand à apporter au monde, c'est une façon de niveler vers le bas notre société. On peut toujours reprocher plein de choses à ceux qui s'engagent, mais pas celui d'essayer.

On peut leur reprocher de ne pas faire assez, on peut leur reprocher d'utiliser encore du plastique, de continuer à polluer... C'est tellement facile de faire des reproches. Beaucoup plus que de faire des commentaires constructifs qui vont réellement permettre à l'autre d'aller plus loin, d'apprendre quelque chose, d'ouvrir sa vision ou de mieux comprendre un sujet.

Tu ne peux pas avoir une intention positive aujourd'hui parce qu'en fait, si on regarde ce que tu as fait hier, ce n'est pas en adéquation, donc on va te dire "tais-toi", "n'importe quoi", "imposteur", etc. Tout cela pousse à une autocensure de toutes les personnes qui souhaiteraient faire quelque chose de positif à un instant T, comme si quelque part, on n'avait pas le droit de devenir meilleur. Ce n'est pas parce que tu as quelqu'un qui veut faire quelque chose pour contribuer à réduire la pollution plastique dans le monde par exemple, que cela signifie qu'il faut discréditer sa bonne intention, sa volonté, sa motivation par rapport à ce qu'il utilise en plastique ou à ce qu'il est. Dans la vie, on ne fait véritablement bien que les choses que lorsque l'on est motivé. Donc il n'y a rien de pire que de démotiver quelqu'un quand il veut faire le bien. On n'a pas le droit de tuer l'envie et la motivation des personnes à vouloir faire mieux parce qu'elles n'ont pas démontré à toutes les secondes de leur vie présentes ou passées qu'elles étaient irréprochables. Cette pureté militante est assez hypocrite. La beauté de l'humain, c'est justement cette capacité à changer, à évoluer. Si on tue ça, si on tue cette volonté de changement, on aura une société qui s'enferme dans ce qu'elle a fait de moins grand pour l'avenir.[1]

1. Podcast de Laury Thilleman, invitée Rosalie Mann https://podcast.ausha.co/comment-tu-fais-by-laury-thilleman/la-purete-militante-et-l-ecologie

Y CROIRE, C'EST LE DÉBUT

Il y a un point qu'en tant qu'humain, souvent, on sous-estime : ce sont les croyances que l'on a et que l'on se crée qui déterminent ce qu'on va véritablement être capable de réaliser. Ce sont ces croyances-là qui, au départ, quand les choses n'existent pas, qu'elles n'ont jamais été réalisées, poussent l'humain à faire exister l'impensable. Quand quelque chose n'existe pas, c'est la croyance qui permet de le rendre possible. Quand il n'y avait pas d'avion dans le ciel, qu'il n'y avait que des oiseaux, il a fallu la croyance de quelques humains pour faire en sorte que cela devienne possible de faire voler un engin, et donc de faire voler l'homme, parce qu'avant ça, cela n'existait pas.
Parce qu'on a besoin de rationalité, on va ensuite nous expliquer que cela a été possible grâce aux mathématiques, à la science, aux algorithmes. Mais, tout cela n'aura été possible que parce que, au tout début, il y a eu quelqu'un qui y a cru et qui donc a mis toute l'intelligence de l'humain au service de cette croyance, pour que cette intelligence humaine produise les véritables raisons dans la réalité pour permettre de faire exister quelque chose qui n'existait pas.
La tour Eiffel, personne n'y croyait à part un homme, Gustave Eiffel, et c'est la croyance en son projet qui lui a donné la force de construire sa tour auquel personne ne croyait. Qu'est ce qui fait que ça marche ? Ce n'est pas uniquement la matière, c'est avant tout quelque chose de complètement immatériel qui naît dans le cerveau d'un humain et qui, quelque oert, continue à créer des rêves, à créer des croyances, à créer des volontés qui sont le démarrage de ce qu'on peut éventuellement imaginer de voir un jour se réaliser.

Quand on se convainc ou que l'on veut convaincre n'importe quelle personne qu'elle doit se taire par ce, "qu'elle n'est pas parfaite", on se nivelle vers le bas, et donc on participe à créer une société où, finalement, on se limite dans notre capacité de dépassement. La force de l'humain, c'est de se dépasser. Mais le plafond de verre à cette force, c'est aussi comment on s'autorise à se réinventer en tant que société, en tant que groupe et en tant qu'individu. Le fait de se réinventer, cela part du principe simple de s'autoriser à penser différemment qu'hier. Voire à se contredire soi-même pour finalement avoir la capacité de se dépasser. Si tu n'as pas de paradoxe, si tu n'as pas de contradictions en toi, tu n'as plus de levier qui permet le dépassement. Donc il est normal d'avoir besoin de s'autoriser cela. C'est normal, et c'est même une bonne chose.

Je pense qu'il y a beaucoup de gens qui aimeraient faire des choses pour l'environnement, qui ont envie de réaliser des actions pour faire reculer la pollution plastique, et peut-être est-ce à une échelle très modeste, mais au final, ils vont se l'interdire parce qu'ils ont peur du jugement des autres. C'est vraiment terrible, car on censure les bonnes intentions. Mais ce qu'il faut censurer, ce n'est pas la capacité que peut avoir une personne à vouloir se réinventer ou à vouloir être meilleur qu'hier, ce qu'il faut censurer, ce sont tous ceux qui sont là pour limiter, humilier, rabaisser les gens à vouloir faire mieux. La honte, elle ne doit pas être chez l'activiste ou le militant imparfait, elle doit être du côté de ceux qui prônent cette pureté militante. Le problème, ce sont eux. C'est aussi à cause d'eux que les gens ont si peur de s'engager.

Je suis toujours très surprise de l'escalade de violence que l'on trouve sur les réseaux sociaux concernant les sujets qui traitent d'écologie ou du bien-être animal. C'est quoi au juste notre problème ?
Pourquoi est-ce qu'on s'énerve à ce point ? Il y a un niveau d'agressivité qui n'a aucun sens.
Le débat est sain, à l'inverse du plastique. En tout cas, il devrait l'être.
Tout le monde devrait être un activiste de l'environnement, et peu importe si vous n'êtes pas parfait. Il faut qu'on se laisse la force de rêver, de croire que c'est possible, qu'il est possible de contribuer au changement, ne serait-ce que quelques heures, et il faut cesser de laisser ces esprits négatifs guider nos actes.

LE PHÉNOMÈNE DE MURMURATION[1], UNE INSPIRATION ?

Cette manifestation fascinante de la nature, cette propriété énigmatique des espèces animales, m'a toujours captivée par leur sublime ballet à l'unisson, leurs valses aériennes. Dans leur quête de protection contre les prédateurs, comme une stratégie de survie, certains oiseaux ou poissons ont la capacité remarquable de s'assembler en masses mouvantes compactes, créant ainsi un spectacle visuel unique et enchanteur. Ce mouvement évoluant de manière progressive au sein du groupe, crée un effet domino pour parvenir à une synchronisation parfaite.

Ce qui confère une dimension véritablement extraordinaire à ce phénomène, c'est que chaque oiseau ou poisson oriente ses mouvements en fonction de ses sept voisins les plus proches.

Ils fonctionneraient comme un seul organisme, interconnectés entre eux. Il n'y aurait aucun leader, et la taille de la nuée n'aurait aucune importance. Il se produit comme un effet d'ondes à travers la masse.

Autrement dit, ils participent instinctivement à une chorégraphie sans avoir pleine conscience de la beauté qu'ils contribuent à créer. Le lancement de cette danse aérienne peut surgir de n'importe quel membre du groupe, sans qu'il en ait nécessairement connaissance, déclenchée par une simple réaction à une menace potentielle, par exemple. Au-delà de l'esthétique saisissante du spectacle, c'est la symbolique contenue dans ces murmurations qui me plaît tout particulièrement et qui me fait dire que nous sommes sans doute dans la capacité de faire de même.

Face aux changements nécessaires que nous devons opérer pour préserver notre avenir, une réaction commune consiste à reporter

1. Phénomène connu sous le nom anglais *murmuration* mais appelé en français agrégation.

nos efforts en attendant que les autres le fassent ou de se dire qu'un seul produit en plastique ne changera rien dans l'escalade de cette pollution. On préfère juger nos pairs, pointer du doigt les gouvernements qu'on ne trouve pas à la hauteur... ou encore les pays émergents qui nous semblent davantage coupables de la pollution plastique (c'est un comble !). En agissant ainsi, on néglige la puissance de notre pouvoir individuel d'influence. Et pourtant, les changements exponentiels commencent souvent de manière quasi insignifiante avant de s'intensifier, ce qui explique l'importance des "signaux faibles" en prospective.

> Il nous incombe de ne pas céder au découragement, mais d'avancer, de mettre notre corps en mouvement. Comme disait Einstein : "La vie, c'est comme une bicyclette, il faut avancer pour ne pas perdre l'équilibre."[1]

Lorsque nous avons l'impression que les changements tardent à venir, ou que l'état de notre sphère azuréenne laisse une partie de la population indifférente, nous devons continuer à agir, ne pas nous arrêter, pour ne pas perdre l'équilibre. N'oubliez pas, les "murmurations" sont en marche, elles s'organisent tout autour de nous, de vous. Tout comme ce phénomène naturel, la chorégraphie se joue sans même qu'on le sache et se synchronise naturellement pour former un mouvement d'une beauté infinie.

Nos actions individuelles, même si elles nous paraissent invisibles sur le moment, ne le sont en fait pas du tout. Elles contribuent à un mouvement plus large et significatif. Il suffit qu'on soit plus bruyants et nombreux que les lobbies. C'est ainsi que nous influencerons positivement notre monde. Ne sous-estimons pas notre pouvoir.

1. Citation originale de Albert Einstein "Life is like riding a bicycle. To keep your balance you must keep moving."

L'HOMME QUI ARRÊTA LE DÉSERT

Connaissez-vous l'histoire de Yacouba Sawadogo ? L'histoire de Yacouba a commencé dans les années 1980 lorsque son village a été frappé par une sécheresse sévère due à l'avancée du désert.
Il se mit alors à planter des arbres. Chaque jour. Seul contre tous.
"Nous avons donc dû chercher une nouvelle façon de cultiver, car toute la bonne terre disparaissait et si nous restions à ne rien faire, notre vie était en danger", avait-il expliqué.
Malgré l'aridité du sol, il a réussi à développer une forêt de près de trente hectares, au sud de Ouahigouya. En reconnaissance de son travail exceptionnel, il a obtenu en 2020 le titre de Champion de la terre des Nations Unies[1], et a vu ses techniques de reforestation rayonner à travers tout le pays, faisant de lui une figure emblématique dans la lutte contre la désertification et la préservation de la biodiversité au Burkina Faso.
Un jour, alors que la jalousie des hommes entraîna un feu volontaire dans sa forêt, il déclara : "La seule manière d'apaiser la colère des humains est de continuer à faire ce qui semble être juste : le geste d'une main qui parcourt la terre."
L'esprit du vieil homme rayonne aujourd'hui dans tout le pays.

Mon leitmotiv, une citation de Mohamed Ali que j'aime tout particulièrement :
"Impossible n'est rien qu'une excuse avancée par ceux qui trouvent plus facile de vivre dans le monde qui leur a été légué plutôt que de chercher en eux la force de le changer. Impossible n'est pas un fait, c'est une opinion. Impossible n'est pas une fatalité, c'est un défi."[2]
Relevons-le.

---

1. 2020 Champion de la Terre des Nations Unies : https://www.unep.org/championsofearth/fr/node/1725
2. Citation originale de Muhammad Ali : "Impossible is just a word thrown around by small men who find it easier to live in the world they've been given than to explore the power they have to change it. Impossible is not a fact. It's an opinion. Impossible is not a declaration. It's a dare."

CONCLUSION

Si vous lisez ces quelques lignes, c'est que vous avez potentiellement parcouru ce livre et en avez appris un peu plus sur cette menace insidieuse des microplastiques.
Vous pourriez ressentir une certaine désillusion et peut-être un découragement après avoir pris conscience de l'ampleur colossale de cet ennemi pourtant si minuscule et souvent invisible.
Je suis convaincue que la connaissance est le premier pas vers le progrès qui nous permettra d'éviter et de réparer les erreurs du passé. Mon espoir est que cet ouvrage inspire nombre d'ingénieurs et d'inventeurs à trouver des solutions pour contrer la dispersion des microplastiques et en finir avec cette ère du plastique.

Le plastique est certes dans certains cas un matériau très utile, mais comme tout produit toxique, nous devons l'utiliser avec modération et non dans les quantités exponentielles qu'aujourd'hui nous consommons, mais surtout produisons.

Si on continue dans cette voie, dans à peine 5 ans, on ne sera plus au stade de constater les dégats, mais on les subira de plein fouet, encore plus qu'il n'est le cas aujourd'hui.

Nous devons urgemment agir pour déplastifier notre société, et par conséquent notre planète ; et cela ne doit plus passer par le recyclage. Il est temps que nous passions à l'action. Nous devons accélérer la prise de conscience sur le sujet.

Il est temps de mettre la question de la production plastique dans le débat public.
Il est temps de nous questionner sur la quantité de plastique produite chaque année.
Il est temps de repenser notre usage du plastique et de réduire drastiquement notre production de plastique primaire et recyclé.

Aujourd'hui, nous consommons du plastique parce que nous n'avons pas le choix. Nous subissons cette pollution invisible de micro et nanoplastiques. Beaucoup de produits contiennent du plastique sans même que nous le sachions, et beaucoup d'autres ne nous sont proposés uniquement que dans du plastique ou du plastique recyclé.

Il est temps, il est plus que temps d'avoir une transparence sur ce sujet.

Le gouvernement français souhaitait, au 1er janvier 2024, mettre en place un Eco-score qui devait figurer sur les produits alimentaires et textiles. Nous saluons cette initiative, mais dans les faits on en est encore loin. Nous interpellons le gouvernement et les industriels sur la nécessité que dans la méthode de calcul de cet Eco-score soit inclus la pollution par les micro- ou nanoparticules.
Les vêtements en matières synthétiques libèrent des micro ou nanoplastiques à chaque lavage, mais aussi durant l'usage. La libération directe de microfibres des vêtements dans l'air en raison de l'usure est d'égale importance que pour les rejets dans l'eau. On ne peut plus ignorer cette pollution invisible.
On prend souvent comme corollaire au changement climatique la transition énergétique, alors qu'en réalité le vrai corollaire est la réduction de notre production de plastique.
On nous parle sans cesse d'empreinte carbone, mais pour limiter son impact environnemental aujourd'hui, nous devons surtout prendre en compte notre empreinte plastique. Beaucoup pensent que nous vivons à l'ère numérique, mais nous vivons surtout à l'ère du plastique. Nous en produisons et en consommons une quantité

exponentielle, plus de 460 millions de tonnes de plastique sont produites par an, et chaque année la quantité augmente.[1]
Pour l'environnement et pour notre santé, il est devenu impératif de mesurer son empreinte plastique, car malgré les idées reçues, le plastique pollue bien avant qu'il ne devienne un déchet.
Pour réduire son empreinte plastique en tant que consommateur, le défi est immense, car le plastique est partout dans notre société moderne, et d'autant plus aujourd'hui où l'on nous vend le plastique recyclé comme solution vertueuse.
Nous avons relaté ici différents faits qui mettent en évidence que le plastique est dangereux tout au long de son cycle de vie.
Nous ne pouvons plus nous voiler la face et laisser le plastique compromettre notre avenir et celui de notre planète.
Face à l'ampleur du problème, la passivité n'est plus une option. Attendrons-nous encore d'autres études et rapports pour enfin passer à l'action ?
Il est urgent de mettre en place les solutions innovantes pour contrer notre dépendance croissante à ce matériau.

Le plastique et le plastique recyclé nous tuent à petit feu, alors ne serait-il pas temps d'arrêter cette frénésie ?
Le génie humain, l'innovation ne peuvent-ils pas résoudre ce problème ?
Dans les annales de l'histoire, comment notre époque sera-t-elle jugée ?
Laisserons-nous en héritage une planète asphyxiée par le plastique ou une planète où nous avons su inverser la tendance ? La question est maintenant entre vos mains : que choisissez-vous de faire ?

Pour trouver de nouvelles solutions, les comprendre et les adopter, il va nous falloir repenser notre relation avec la consommation, favoriser des choix conscients et responsables, penser aux effets papillons de ce que nous produisons, de ce que nous consommons, et

1. UNEP, "Our planet is chocking on plastic" : https://www.unep.org/interactives/beat-plastic-pollution/#:~:text=URL%3A%20https%3A%2F%2Fwww.unep.org%2Finteractive%2Fbeat

encourager des modèles économiques durables et régénératifs. Cette démarche va au-delà de la simple sobriété, car elle nécessite une rééducation et une transformation profonde de nos comportements.

Pour notre génération, cela peut s'avérer particulièrement plus difficile que pour les générations à venir, car nous avons enraciné de très mauvaises habitudes et avons du mal à nous en détacher pour nous projeter dans un avenir différent.

Mais je veux être claire. **La hauteur du défi que pose la pollution plastique à l'humanité ne nous laisse plus le choix.**

Nous devons avoir le courage de façonner l'avenir selon nos aspirations pour les générations futures, en comprenant et en ne répétant pas sans cesse nos erreurs passées.

La volonté est une force puissante qui peut nous motiver à entreprendre des actions audacieuses et à persévérer face à ce défi qui s'est dressé devant nous.

Elle nourrit notre espoir et notre détermination à créer un avenir meilleur.

Croire en notre capacité à inventer et mettre en œuvre des solutions innovantes pour nous débarrasser de la pollution plastique est peut-être parmi l'une des plus belles ambitions que nous pouvons avoir, parce qu'elle porte la possibilité de bâtir un monde plus durable et harmonieux.

Même si le chemin peut sembler semé d'embûches et que les obstacles pour y parvenir paraissent insurmontables, c'est aujourd'hui qu'il nous faut affronter et dépasser ces difficultés pour créer autre chose et remplacer notre dépendance maladive au plastique.

C'est en prenant ce risque d'oser croire en notre potentiel d'innovation et de transformation que nous ouvrirons la voie à des réalisations extraordinaires et à un véritable changement systémique pour l'avènement d'une vie humaine sans pollution plastique.

À ceux qui pensent que trop de dégâts ont été faits, que trop d'erreurs ont été commises, que nous sommes arrrivés à un point de non-retour, et que malgré tout effort, il est déjà trop tard pour espérer faire reculer la pollution plastique, je veux dire que l'inquiétude et l'anxiété qui les traversent sont légitimes.

Je veux aussi leur dire que c'est une énergie, un moteur dont nous avons besoin, et que cette inquiétude, cette anxiété doivent être mises au service de l'action pour aider à la recherche et à l'adoption de solutions nouvelles.

La peur des effets néfastes que cette pollution a sur nos vies est compréhensible et est aussi la meilleure arme que nous puissions avoir pour la combattre. Passé les moments où cette peur nous retient, nous empêche de réaliser notre plein potentiel d'actions, si elle nous permet ensuite le sursaut et l'éveil, si elle permet ensuite la mobilisation de toutes nos forces face à l'urgence à agir, c'est ce dont nous avons besoin.

En osant nous dépasser, nous devenons des agents du changement dans notre monde. Nous sommes alors capables d'imaginer des solutions novatrices et de travailler activement pour les concrétiser. Chaque personne qui nourrit cette détermination et choisit de la mettre au service de l'action pour un monde sans pollution plastique contribue à créer un effet positif qui peut inspirer et motiver les autres à agir à leur tour.

En fin de compte, il revient à chacun de nous de choisir d'opter pour l'audace et de nourrir cette volonté d'oser...

REMERCIEMENTS

"La connaissance est un pouvoir. La connaissance partagée est un pouvoir multiplié." – Robert Boyce

C'est avec cette philosophie que j'ai entrepris d'écrire ce livre. Je souhaitais regrouper dans un même ouvrage tout ce qu'on devrait tous savoir sur le plastique, qui affecte aujourd'hui notre santé.
En m'engageant dans ce projet, j'ai éprouvé de nombreux sentiments. La vérité derrière les études que je relate dans cet ouvrage dessinent un monde "pollué" envahi par le plastique et laisse croire que peu d'espoirs sont possibles. Cependant, apprendre, comprendre tous les détails les plus importants sur l'ensemble de ce matériau m'ont permis de me réconforter et de découvrir combien l'esprit et le génie humain sont encore bien présents pour ne jamais renoncer.

J'ai écrit ce livre dans le but de rassembler et de synthétiser ce que j'ai appris au fil de mes recherches.

Écrire ce livre a été un marathon et un véritable challenge que je n'aurais jamais pu relever sans le soutien de mon mari, Hamilton. Merci encore pour nos échanges, tes conseils avisés et ta patience et surtout pour tes encouragements à me pousser à le terminer. Je ne serais pas la femme que je suis aujourd'hui sans tout l'amour et le soutien que tu me donnes. Merci de rendre chaque jour meilleur que celui d'hier. Tu es un homme à part, mon amour depuis vingt-cinq ans et le père le plus dévoué et présent pour notre fils.

Merci à notre fils, Alexandre, qui m'a encouragée dans l'écriture de ce livre. J'espère que tu seras fier de ta mère et du chemin accompli.

Ce livre a bénéficié de l'aide et de la contribution de nombreuses personnes. Comme on dit, il faut tout un village pour accomplir de grandes choses.

Merci à mon amie Alexandra Cousteau et mon mari Hamilton Mann d'avoir coécrit avec moi le "No More Plastic Manifesto" en 2018, les premiers mots qui ont posé les pierres de cette aventure humaine incroyable. Ce manifeste aujourd'hui traduit en plusieurs langues, a fait le tour du monde, avec des milliards de partages sur les réseaux sociaux et m'a conduit à écrire aujourd'hui ce livre.

Merci à ma famille, mes sœurs et frères qui ont toujours été présents, à ma mère et à ma grand-mère pour la force qu'elles m'ont transmise en étant des exemples de courage et de résilience, des femmes fortes qui n'ont jamais plié. Merci à ma sœur Sophie pour tous ses précieux conseils, à Jean-Baptiste pour les fous rires, à ma belle-sœur Aurélie pour nos longues conversations philosophiques à refaire le monde, à mon amie Irina Lazareanu, ma complice de tous les instants. Vous avez tous participé à m'encourager et à ne jamais laisser tomber.

Merci aussi à toutes celles et à tous ceux qui ont aidé à donner vie à ce livre.

Je tiens à remercier mon éditeur et toute l'équipe des Éditions La Plage et Hachette Livre. Merci pour vos précieux conseils, votre patience et pour vos relectures attentives, votre efficacité, votre enthousiasme et votre accompagnement de chaque instant.
Merci en particulier à deux femmes incroyables Catherine Saunier-Talec et Céline Le Lamer.
Céline, je vous suis éternellement reconnaissante.
Merci d'avoir cru en ce livre et d'y avoir donné tous les moyens possibles, d'y avoir travaillé en plein été caniculaire, avec un effectif réduit et en plein jeux olympiques à Paris. Merci d'avoir rendu possible l'impossible, en sortant le livre en un délai record de quelques semaines. Merci d'avoir été à mes côtés à chaque étape du processus.
Merci à Mélanie Jean pour son accompagnement et sa bienveillance tout au long de la rédaction, Emmanuelle Fernandez pour sa relecture attentive, sa vérification méticuleuse et pour m'avoir aidée à organiser mes idées et les chapitres, Charlotte Couture, Lucie Ollagnier, Clémence Combe pour leur implication dans ce projet et toutes celles et tous ceux qui de près ou de loin ont rendu possible la réalisation de ce livre et qui participent à son succès.

Merci à ma fidèle équipe avec qui je partage cette mission de vie, sans qui on n'irait pas aussi vite et aussi loin.

Merci à Angelo Sensini, Anna Locatelli, Paola Geronimi, Jean Privé, Marine Guinot pour leur incroyable travail à faire rayonner No More Plastic.
Merci à Audrey Tcherkoff pour son fidèle soutien, son oreille attentive, ses conseils ; quelle chance j'ai de t'avoir dans ma vie.
Merci à Clémence Dru, merci d'être celle que tu es ! Merci de toujours croire autant en moi et en tous les projets que nous avons réalisés et d'être toujours si positive.

Merci à Nate Mohler et The Good Society pour les incroyables œuvres NFT que vous nous avez créées.

Merci à toutes celles et tous ceux qui ont écrit et écrivent encore l'histoire de No More Plastic avec le rêve commun d'un avenir sans pollution plastique et tout particulièrement à nos ambassadrices et ambassadeurs, membres et amis à travers le monde entier. Vous permettez à ce que le mouvement prenne de l'ampleur. Cette union, ce partage derrière un même objectif est si beau. Je tiens à remercier chaleureusement quelques personnes en particulier pour leur soutien inestimable, chacun contribuant à leur manière à ouvrir la voie à un monde meilleur en soutenant nos actions : Penélope Cruz, Katrina Bayonas, Rossy de Palma, Doina Ciobanu, Azza Slimene, Denni Elias, Charlotte Lemay, Sarah Poniatowski, Lili Barbery, Emma Sawko, Charlotte Dauphin, Anouchka Delon, Dolores Chaplin, Cindy Bruna, Helena Christensen, Carolyn Murphy, Lindsey Wixson, Alicia Zannier, Rachel Roberts, Mélodie Vaxelaire, Angela Fink, Amelia Windsor, Marie-Agnès Gillot, Alain Ducasse, Lewis Hamilton, Juan Arbeláez, Alysia Reynier, Stefania Cristian, Jane Fonda, Jeremy Irons, Brianna Lance, Antoine de Tavernost, Marie Bladt, Cécilia Bönström, Carol Gerland, Sean Lennon, Lara Micheli, Nicolas Ouchenir, Inez & Vinoodh, Beverley Blanquart, Ken Paves, Victoria Beckham, Frédéric Beigbeder, Benjamin Patou, Emilie Patou, Dominique Savri, Mickael Carpin, Julie Granger, Laury Thilleman, Dominique Busso, Thomas Heisser, Paula Miquelis, Joséphine de la Baume, Poppy Delevingne, François Daubinet, Mary Charteris, Morgane Polanski, Carmen Chaplin, Jessica Alba, Alba Flores, Kourtney Kardashian, Valery Kaufman, Julie Pelipas, Anna October, Anna Osmiekhina, Amanda Sthers, Laurence Ferrari, Renaud Capuçon, Stephan Paris, Wim Wenders, Ken Loach, Géraldine Saglio, Isabelle Saglio, Viviana Volpicella, January Jones, Annoushka Ducas, Kelly Eastwood, Camille Gersdorff, Laura Lesueur, Géraldine Boublil, Samar Seraqui de Buttafoco, Emmanuelle Bordenave Marzocchi, Thierry Marzocchi, Alice Bertaud, Sandy Legros, Alejandra Pérez-Plá, Laetitia Crahay, Gad Elmaleh, Alice Modolo, Anne-Sophie Mignaux, Caroline Vreeland, Camille Miceli, Clotilde Courau, Marie-Caroline Peponnet, Julie Gautier, Eliana Kuo, Daniel Magunje, Lorenzo Albrighi, Elsa Muse, Valérie Leveziel d'Arc, Katell Pouliquen, Gwenaelle Thebault, Laetitia Elmaleh, Daria Shapovalova, Natalia Modenova, Marielle Loubet, Louise Garnier, Louis Trautwein, Sebastien Heimann, et beaucoup d'autres qui se reconnaîtront. Ils sont trop nombreux pour être tous nommés, mais je leur suis profondément reconnaissante.
Merci aux entreprises et aux particuliers qui généreusement soutiennent No More Plastic.

Merci à l'équipe incroyable de chez AUDITOIRE. Merci pour votre énergie et votre professionnalisme.

Je dois aussi beaucoup aux conférences que j'ai réalisées à travers le monde.
Merci à toutes celles et tous ceux qui viennent toujours plus nombreux m'écouter, c'est ensemble et dans le débat d'idées que nous élèverons notre société. C'est toujours un plaisir de discuter et d'échanger à la fin de chaque conférence.

Merci au TEDx, Web Summit, Women's Forum, LOGIN, Nice Climate Summit, REF du MEDEF, Forbes Sustainability Summit, Produrable, Marie-Claire x Kering Fashion Our Future, Circular Fashion Summit, Conscious Festival, So Good Festival qui m'ouvrent leur plateforme en connectant les personnes et les idées qui changent le monde.

Merci aux étudiants de Sciences Po, l'EDHEC et du réseau Schoolab qui sont toujours aussi nombreux à venir m'écouter et avec qui ce moment de partage est toujours une grande bouffée d'air frais.

Merci à toute l'équipe de TED et du TEDx Countdown et tout particulièrement aux experts qui ont participé au TEDxNoMorePlasticFoundation.
Je vous dois beaucoup dans le cheminement de mes réflexions qui m'ont conduite où je suis.
Rêvons grand, ce sont les plus grands défis qui apportent les plus grands succès.
Lorsque l'union est là, l'horizon devient tout simplement commun et plus grand que nous.

Merci à toute l'équipe du Service de Pneumologie et allergologie pédiatriques de l'Hôpital Necker. Vous faites un travail extraordinaire auprès des enfants malades. Merci encore mille fois.

Merci à toute l'équipe de l'Association Françaises des Nations Unies, l'UNESCO et son programme UNESCO Green Citizens, la Fondation Tara Océan, Bloom, Oceans 2050, l'association Respire, Règles Élémentaires, la Fondation des Femmes, Femmes Endo & Co, la Fondation pour la Recherche Médicale (FRM), Info-Endométriose, On est Prêt, IADAS (The International Academy of Digital Arts and Sciences), IFM (Institut Français de la Mode), Woolmark, Positive Luxury, World Cleanup Day, Climate Week NY, Plastic Free July.

Merci à toutes celles et tous ceux qui œuvrent comme nous contre l'usage du plastique recyclé, et en particulier PlasticFree.com, A Plastic Planet, Plastic Soup Foundation, Lonely Whale, Oceanic Global, Ecoage.

Merci à tous les scientifiques, aux experts qui ne cessent d'éclairer le monde de leur savoir et enrichissent mes réflexions.

Merci aux premiers lauréats du Humann Prize, Patti Smith et Steven Sebring, Camille Étienne et Golshifteh Farahani pour ce que vous ne cessez d'apporter à ma réflexion et au monde.

Merci à la Semaine du Cinéma Positif, Jacques Attali, Sam Bobino, David Lisnard et toute son équipe. Merci au Festival de Cannes, Iris Knobloch et Thierry Frémaux.

Merci aux photographes Sonia Sieff, Sylvia Galmot, Emma June Roze et Penelope Caillet. Merci pour vos images qui ont immortalisé l'histoire de No More Plastic.

Merci au Vogue, Le Monde, EuroNews, Les Échos, Forbes, La Tribune, L'ADN, National Geographic, Marie-Claire, Elle, Madame Figaro, Crash, Mixte, TagWalk, Business O Féminin, Visible Médias, Balance Ton Héroïne, BRUT, The Women's Voices et tous les autres médias qui nous aident à sensibiliser et à alerter sur ce sujet devenu aujourd'hui une question de santé publique.

Merci à toutes celles et tous ceux qui m'écrivent sur les réseaux, votre soutien ou vos remarques m'enrichissent tous les jours.

Merci à la Fnac pour les rencontres à venir et pour tout leur soutien.

Merci aux plus de 7 millions de signataires du No More Plastic Manifesto, sans qui je n'aurais jamais réalisé tout cela. Grâce à vos voix, grâce à votre soutien, nous avons avec d'autres organisations pesé dans l'opinion publique, nous avons fait en sorte qu'on parle enfin massivement de ce problème de pollution microplastique dans les médias généralistes ; nous avons provoqué des recherches afin de mieux comprendre les conséquences de cette pollution sur la santé, nous avons forcé des gouvernements à agir, à mettre en place des propositions de lois avec notamment les négociations pour un traité international contre la pollution plastique. Aujourd'hui de nombreux pays, de nombreuses entreprises commencent enfin à prendre des premières mesures.
Cette victoire, c'est la vôtre.
Ne sous-estimons jamais notre pouvoir de faire ensemble.
Lorsque notre voix et nos actions s'unissent à celles de milliers ou des millions d'autres à travers le monde, nous créons un mouvement inclusif, percutant et impossible à ignorer.
Chacun de nos choix peut avoir un impact positif sur le futur de l'humanité. Vous me direz que c'est une utopie.
C'est vrai, mais tant que nous pensons que nous ne pouvons rien changer, rien ne change. Tant que nous pensons que le problème est trop important, rien ne peut changer.
L'utopie d'aujourd'hui, c'est la réalité de demain.

Achevé d'imprimer en octobre 2024 par
Normandie Roto Impression s.a.s.
N° d'impression : 2404546
Imprimé en France